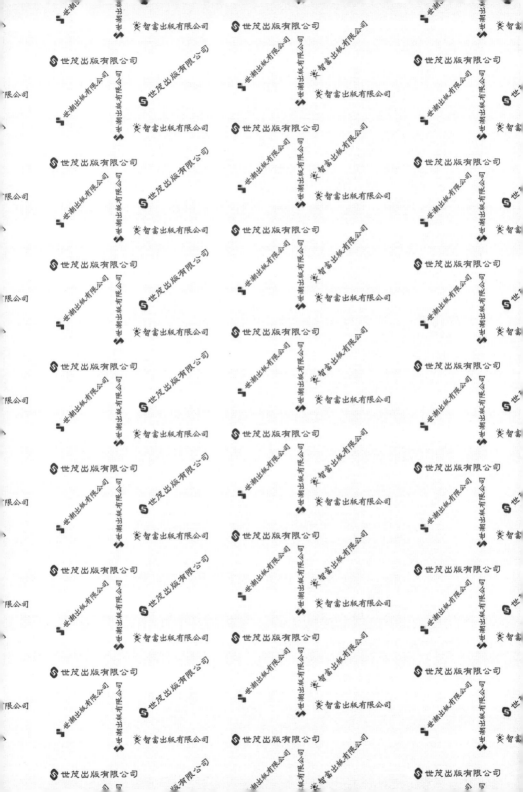

別讓幽靈血管找上你

33招血管修復術，遠離老化、糖尿病、失智症

ゴースト血管をつくらない33のメソッド

高倉伸幸 著 / 楊毓瑩 譯

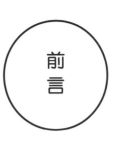

前言

大家好，

我是大阪大學微生物研究所的高倉伸幸。

包含血管新生和幹細胞等主題在內，我已經研究血管長達二十年以上。

雖然這麼問有點唐突，但你的微血管健康嗎？

如果你的微血管看起來是這樣，那就要小心！

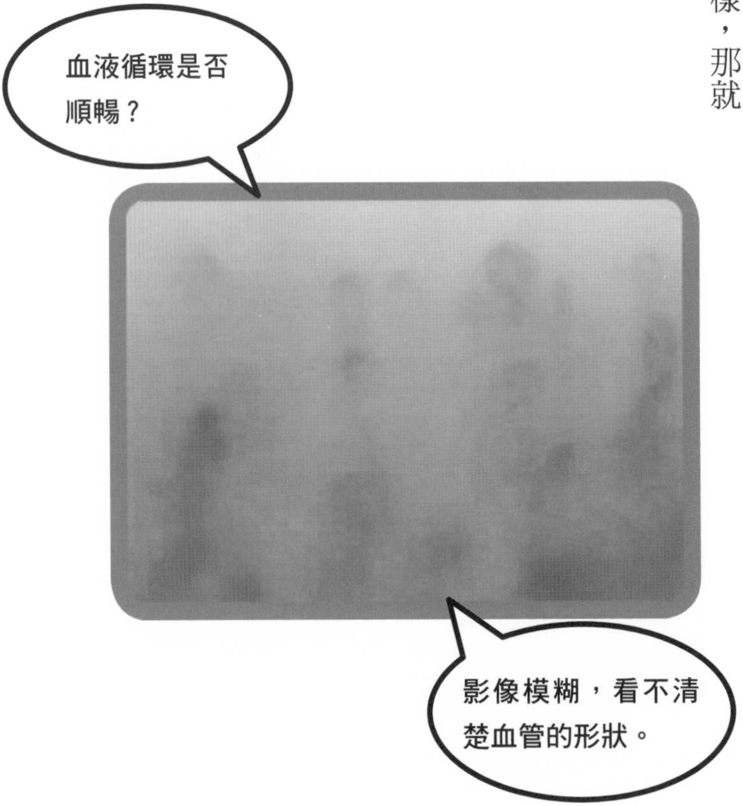
血液循環是否順暢？
影像模糊，看不清楚血管的形狀。

正常的微血管應該長這樣。

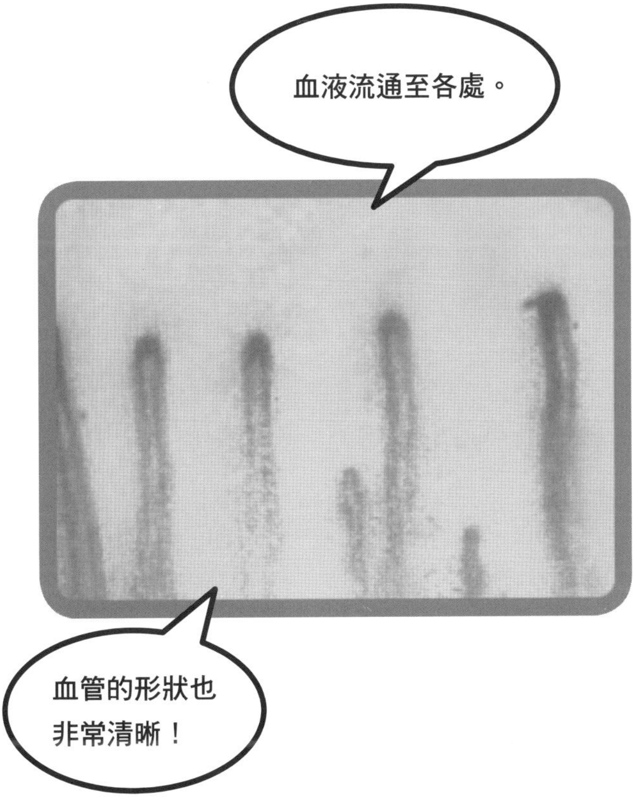

照片提供：At 公司

第四頁的微血管影像，就是本書欲探討的主題——幽靈血管*。

八年前，我在一個節目上談論微血管，為了讓觀眾能更了解，我將受損的微血管命名為幽靈血管。世界上有各種關於微血管的研究，且研究證實，幽靈血管除了會造成失智症、骨質疏鬆症等疾病，也與癌症有密切關係。近年來，電視上的健康節目經常提到這部分，使得幽靈血管越來越受到關注。

健康節目為了讓觀眾好理解，通常會使用微血管的顯微影像來介紹幽靈血管。

介紹時，甚至會使用妖怪的插畫，身為命名者的我，老實講，心境真的很複雜。

其實，幽靈血管的「幽靈」並不是從妖怪，而是從「鬼城」聯想到的名字。

血液會透過血管流經我們全身。血管就像是人體中的道路。

動脈和靜脈是主要幹線，與其相連的小動脈和微血管，則像是城鎮小路。

就算主要幹線做得再好，只要家門口的路堵住了，包裹就送不到家裡，你也哪裡都去不了。你會逐漸與社會隔絕而無法生存。

再者，路線不通也會導致垃圾回收車無法開進來，導致整個地區和城鎮變得髒亂，住起來不舒適。附近的道路無法發揮功能，周遭的住戶便會一一搬遷，使整個城鎮變成鬼城。

也就是說，所謂變成鬼城的幽靈血管，是指血管中沒有血液，無法運送氧氣、營養並回收廢物的血管。這樣的血管會傷害周邊的細胞和組織，甚至引發細胞和組織死亡。

自一九七〇年代起，已有論文提到這種血管的存在。老化且徒具形骸的血管被稱為中空的套管（Empty Sleeve），研究證實了這種血管的存在。

然而，在血管的研究中，仍以主動脈和冠狀動脈為研究主流，研究人員不

*註：幽靈（ゴースト）血管，在日文中，ゴースト（goast）又有廢棄之意，故「幽靈血管」也有廢棄未使用血管之意。

太關心微血管，因此很少人積極進行研究。

我擔任研究人員之前，曾經從事血液研究，並且在血液腫瘤內科擔任臨床醫師。當時，我在治療血癌和固體癌（solid tumor）的時候，遇到了令人驚訝的事，那就是——再有效的抗癌藥物，對有些患者仍起不了作用。

藥本身很好，但為什麼沒效？難道不是藥的問題，而是接收藥物的環境有問題？

我產生這樣的疑問。這個環境指的正是血管。

因此，我開始以罹患癌症的血管為研究主題。罹患癌症的血管，幾乎都是微血管。未成熟的微血管是致使癌症惡化的原因之一，我在研究這個主題時，也了解了血管的製造原理。

我發現，在沒有罹患癌症的人體內，也會看到有如癌症患者般的微血管。血液不足、脆弱不穩的微血管，是導致老化和生病的原因。這就是為什麼我把這種微血管命名為「幽靈血管」。

本書將根據我過去的血管研究，向各位介紹微血管的結構和功能，以及造成老化和疾病的幽靈血管。

第一章的主題是「人會與微血管一起變老」。在本章中，主要說明血液、血管的構造和功能，以及微血管的結構和作用。微血管不只是末端的血管，也負責運送荷爾蒙並調整體內的平衡。我將介紹微血管許多令人出乎意料的功能。

第二章的主題是「幽靈血管與疾病」。幽靈血管與癌症和老年疾病（骨質疏鬆症、失智症）也有密切關係。想要多認識這類疾病的人，請一定要好好看本章的內容。

第三章是「幽靈血管與老化」。其實過去人們並不了解老化機制。加速老化的「糖化」和「氧化」是什麼？本章聚焦於微血管老化對人體帶來的各種變化。

各位將會看到一項驚人的報告結果——外貌年齡與血管幽靈化的程度竟成正比！

此外，皮膚和頭髮是用來判斷外貌年齡的依據，因此我也會說明皮膚、頭髮與幽靈血管的關係。

不過，你也不必因為「阻止不了老化」而自暴自棄。其實，不管從幾歲開始，都可以讓微血管變健康。

因此，在第四章「人會與微血管一起變年輕」中，我會教大家如何改善幽靈血管，增加正常的血管。

在第五章「三十三招遠離幽靈血管」中，我會介紹許多活化微血管的具體方法，這些方法都是基於第四章的概念所衍生出來的。

覺得自己的血管已經幽靈化、想盡早恢復健康的人，可以從第五章開始閱讀。

積極落實第五章的方法，再從第一章開始讀起，或許更能感受到這些方法的效用和微血管的重要性。

附帶一提，在本書「column@高倉Lab」中，會介紹我的團隊每天在大阪大學微生物研究所高倉研究室所進行的研究。若能了解尖端的研究內容，就會對未來的醫學、醫療充滿希望。

由於幽靈血管與老年疾病息息相關，因此本書也會說明生活習慣病等與年紀增長有關的疾病。

日本身為長壽國，龐大的醫療費和照護費壓縮了國家經費，引發了社會問題。

在追求「人生百歲」的超長壽時代，我們該如何生存？現代大眾也開始探討因應超長壽時代的國家制度和社會系統。

在視這個問題為社會問題之前，先將之當作自己人生的課題，重拾「健康」也非常重要。

健康的身心將成為沃壤，孕育出人生這棵大樹。

當我們了解伴隨年紀增長而來的老化和疾病的機制，就能知道如何預防疾病。

幽靈血管可說是這個課題的關鍵字。

希望各位讀了本書之後，可以產生新的收穫和想法。

高倉伸幸

目錄

第二章　幽靈血管與疾病

第三章　幽靈血管與老化

檢查你血管的幽靈化程度！

最近的你，符合以下幾項描述？
這些情況或許就是幽靈血管造成的。

【外觀】

□比以前更容易胖，不容易瘦。
□掉髮嚴重，髮量不足，有禿頭的跡象。
□出現黑斑、皺紋等，皮膚問題變多。
□化妝後，妝變得不服貼。
□手背看得到血管。
□指甲容易斷裂、出現直紋。
□看起來水腫。
□腳跟容易龜裂。

【身體狀況】

□爬樓梯會喘。

□容易疲倦，缺乏專注力。

□一直以來都是低血壓，最近血壓卻偏高。

□淺眠，半夜醒來好幾次。

□比以前容易感冒。

□眼睛乾，易疲倦。

□出現耳鳴症狀。

□手腳冰冷。

□什麼都不想做。

□一運動，肌肉痠痛就會持續好一陣子。

□酒量比以前差。

□感覺傷口比較難好。

下一頁將解說造成各選項情況的原因。

□比以前更容易胖，不容易瘦。

身體末端的血液循環和新陳代謝變差，燃燒脂肪的功能降低

↓49頁

□掉髮嚴重，髮量不足。有禿頭的跡象。

頭皮的微血管幽靈化，氧氣和營養無法送到頭皮，導致頭髮內外的各種組織無法正常運作

↓98頁

□出現黑斑、皺紋等，皮膚問題變多。

微血管容易滲漏血液成分，形成慢性發炎狀態。過量的褪黑激素會導致合成膠原蛋白的能力變弱

↓93頁

□化妝後，妝變得不服貼。

變形的微血管會使血液成分到不了表皮，導致肌膚的保濕能力下滑

↓93頁

□手背看得到血管。

幽靈血管無法將養分運送至皮膚細胞，導致皮膚變薄、變脆弱

↓93頁

□指甲容易斷裂、出現直紋。

微血管無法將氧氣和營養運送至合成指甲的組織中

↓93頁

□看起來水腫。

微血管滲漏多，無法回收多餘的水分

↓97頁

□腳跟容易龜裂。

微血管幽靈化會導致氧氣和養分無法運送至腳跟，表皮細胞的黏著性變差，保濕能力也跟著變弱

↓93頁

□爬樓梯會喘。

肺部進行氣體交換時用到的微血管變少。或者由於過度滲漏，導致氣體交換的效率變差，呼吸功能跟著衰退

↓65頁

□容易疲倦，缺乏專注力。

無法確實排出肌肉和腦內的廢物，導致廢物累積

↓51頁

□一直以來都是低血壓，最近血壓卻偏高。

血液循環變差，血液停滯在身體末端。心臟為了用力送出血液，導致血壓升高

↓53頁

□淺眠，半夜醒來好幾次。

由於血管幽靈化，使身體無法從腸道吸收可以合成褪黑激素的原料，導致褪黑激素的合成量減少，因此不易進入深層睡眠

↓160頁

□比以前容易感冒。

由於微血管幽靈化，氧氣無法抵達組織內，因此淋巴球等免疫細胞的功能跟著變差

↓113頁

□眼睛乾，易疲倦。

無法從許萊姆氏管（schlemm's canal，微血管的一種）吸收充足的水分，導致眼壓升高

↓75頁

□出現耳鳴症狀。

微血管滲漏過多血液成分，導致三半規管周圍浮腫

↓73頁

□手腳冰冷。

從心臟輸出的溫熱血液無法順利抵達末梢，所以手腳不易變暖

↓49頁

□什麼事都不想做。

幽靈血管會導致氧氣和營養無法送至腦細胞，抑制大腦的活化
↓
36頁、76頁

□一運動，肌肉痠痛就會持續好一陣子。

排除乳酸的速度變慢，堆積在肌肉內
↓
178頁

□酒量比以前差。

維持肝臟細胞運作的微血管變少，導致肝功能下降
↓
58頁

□感覺傷口比較難好。

通常受傷之後，會從舊的微血管長出新的血管。當這個功能變差，就會拉長治療時間
↓
109頁

第一章

人會與微血管一起變老

微血管對生命有重大影響

「血管老化，人即衰老」。

你有聽過這種說法嗎？這句名言廣為醫療人員所周知，其出自十九世紀的醫師威廉・奥斯勒（William Osler）。奥斯勒博士熱衷於醫學教育，對現代醫學有諸多貢獻。

與血管和動脈硬化有關的書籍經常引用這句話，因此或許很多一般民眾也知道。

它的原文是「A man is as old as his arteries」。其中，「arteries」指的是動脈。

也就是說，人老了之後，罹患心血管疾病和動脈硬化的風險會變高，因此

將人的老化定義為動脈的老化。

進入二十一世紀的現在，我提倡的則是「A man is as old as his capillaries」。

句中的「Capillaries」即微血管。沒錯，意思就是「**微血管老化，人即衰老**」。

隨著科學的進步，人類發明出各種檢查儀器，也可在網路上查到全球的論文。現代科學簡直是日新月異。

在基礎研究的領域中，我們透過各種實驗獲得了許多新發現，人體的結構就是其中之一。不只是血管的構造，研究者也更了解了血管的各種功能、與其他器官的關係等。對於微血管的了解也更深入。

過去，說到血管，研究對象幾乎都是動脈系統。微血管只被視為血管的末端組織。**過去的研究員認為，以心臟為中心的心血管系統，以及與心臟連結的**

主要動脈能健康運作才是最重要的，而末端血管只具有輔助功能。研究員也認為體內三十七兆個細胞只是組成器官的零件。

然而，隨著現代醫學深入研究個別細胞以及細到肉眼看不到的微血管，人們逐漸發現其各種精細的結構和微妙、重要的功能，**也了解到細胞和微血管所組成的微小世界，會對人類的生命產生重大影響**。

這個微小的世界是個截然不同的世界，不同於我們過去所認知的人體結構。我將在第一章中，以微血管為核心來介紹人體地圖。

血管遍布體內各處

各位認為我們的身體是由什麼組成的？

人體幾乎是由水分所組成。身體有六〇％是水分，組成身體的組織和細胞皆浸泡在水中。這些水分中富含氧氣和營養，是組織和細胞賴以維生的物質。

負責把氧氣和養分運送至全身各處的運輸系統稱為「血液循環系統」。**血管遍布全身，負責運送氧氣和營養，以維持適合組織和細胞生存的環境。**

主動脈和大靜脈的主要功能是作為導管讓血液流通，而血管中最細的微血管，不僅有讓血液通過的功能，對維持生命也很重要。接下來我會詳細介紹各種血管的功能和任務。

各種血管的任務

人類的血液量約為體重的八％。假設一個人體重六十公斤，在他體內流動的血液量就大概為五公升。

血液中有四十五％是血球細胞，其餘為液體成分的血漿。血球細胞中約九十九％是紅血球，也就是所謂的「氧氣的運輸者」，其餘一％為白血球和血小板。白血球又分為嗜中性白血球和淋巴球等細胞，負責免疫功能。它會隨著血流循環巡邏全身，一旦發現有異物入侵，就會跑出血管外攻擊異物，並將訊息傳遞給細胞。也就是說，白血球就像是防衛隊，保護著人體。

心臟是血液循環的中心。心臟透過幫浦作用送出血液，血液經流通全身的血管後，會再回到心臟。將血液從心臟輸出的血管是動脈，將血液由全身送回心臟的血管是靜脈。

●動脈

血液從心臟輸出後，首先會輸往主動脈。主動脈的管壁相當厚實，血液會從主動脈送往可以收縮和鬆弛的肌肉型動脈（muscular artery），並在這裡調整血壓。再從肌肉型動脈連接到小動脈，將血液送往各器官。最後從小靜脈由微血管將血液送往全身。

動脈的直徑為一～三〇毫米，依所在位置不同，直徑大小也不同。由於從心臟輸出大量血液時會產生高壓，為了避免破裂或異物入侵，動脈的結構會非常強固。動脈具有彈性，由內膜、中膜、外膜三層組織組成。內側為薄層的細胞層，即「血管內皮細胞」，由這裡製造一氧化氮，就能維持血管的健康。

靜脈

遍布身體末梢的微血管與小靜脈連接。這裡是淋巴球通往血管外的大門，跑出血管的淋巴球，主要透過淋巴管回到靜脈。從大靜脈將血液送回心臟。血液前往肺部接收氧氣後，會再回到心臟。

雖然靜脈和動脈一樣是三層結構，但管壁相當薄。不過，動脈的結構厚實，因此受損時也能儲存血液。

而局部的靜脈在內側有皺褶狀的瓣膜，可以防止血液逆流。

心臟的幫浦作用，讓大量血液在動脈內快速流動，而靜脈中的血液循環則相對平穩、緩慢。控制血液循環速度的是肌肉。**靜脈內的血液循環會隨著肌肉和身體的動作而改變**。

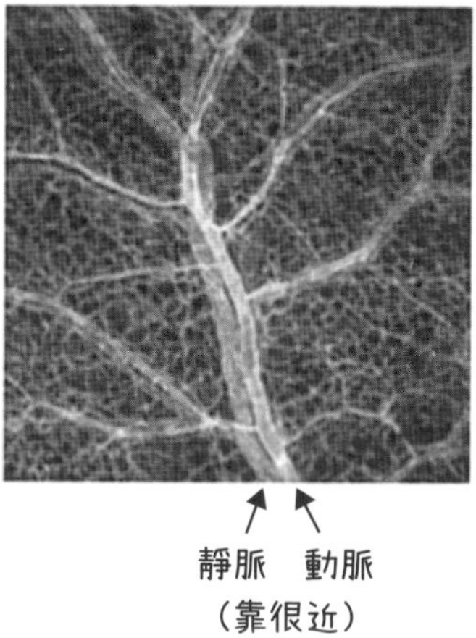

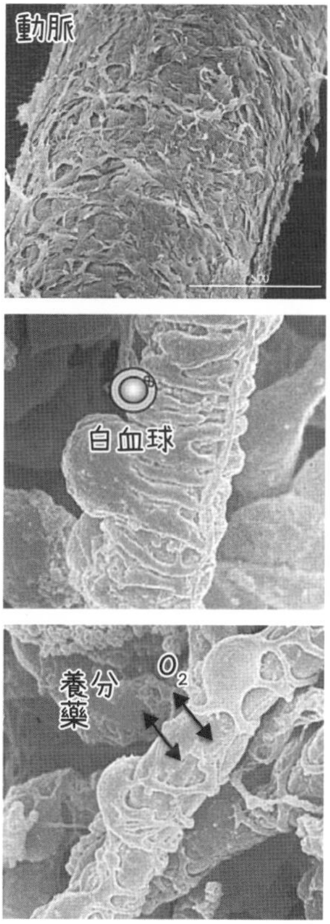

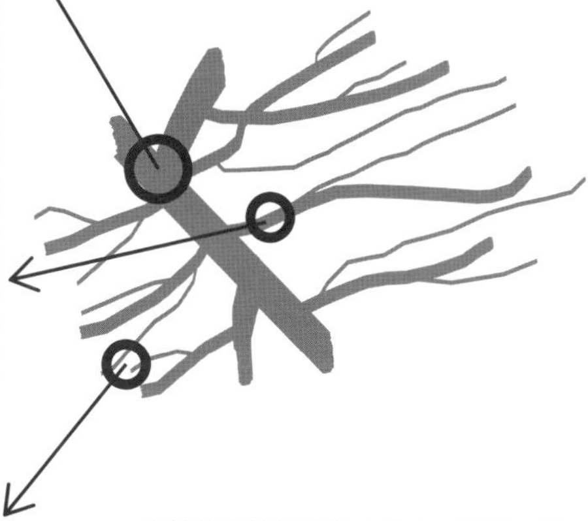

Fujiwara 等研究人員 Am J Anat. 1984

血管的血管徑分為大中小。而且，動脈和靜脈距離很近，幾乎是併行。此併行性與體溫調節有關。最細的血管（下）稱為微血管。氧氣、養分及藥物，從這裡運送至全身。小靜脈（中）則有免疫細胞浸潤在組織內。大血管（上）則是單純讓血液流經的導管。

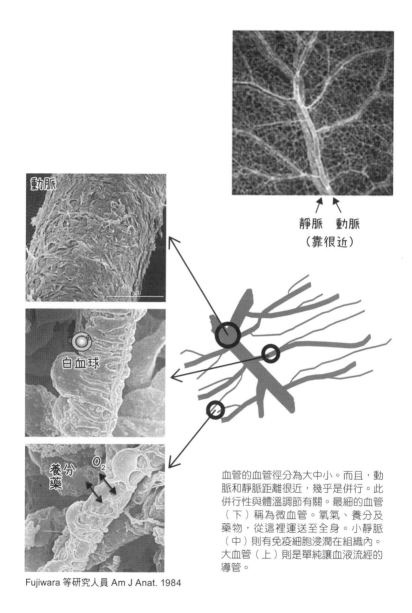

●微血管

連接動脈與靜脈的是微血管。

微血管無法用肉眼看到。微血管的直徑約只有頭髮的十分之一，大概是一百分之一毫米。全長達數千～數萬公里（有各種說法）。全身的血管，九十五～九十九％都是微血管。遍布全身的超細微血管只有在顯微鏡下才看得到，且會配合器官和肌肉而形成不同的形狀。有些呈直線，也有呈放射狀或蜘蛛網狀。

氧氣會通過微血管管壁而進入組織，其擴散的距離約為五十微米（頭髮的二十分之一），也就是說，若微血管沒有以每一百微米就有一條微血管的比例分

〈氧氣從微血管擴散出去的距離〉

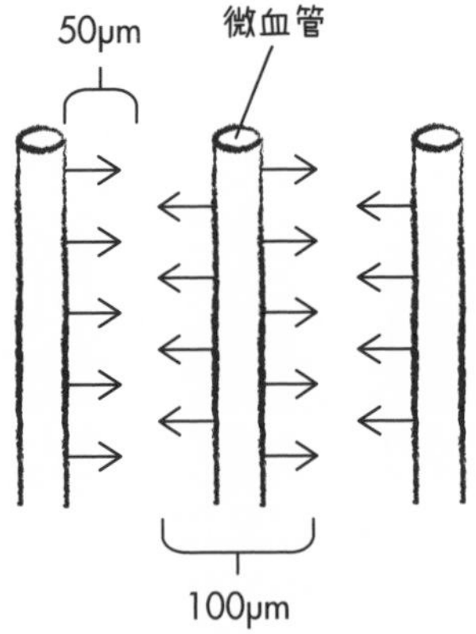

布，氧氣就無法運送至全身。

微血管不同於動脈和靜脈，僅由一層血管內皮細胞組成。細胞之間相互黏附，在其連結的部分被**血管壁細胞（外被細胞）**包圍住，防止細胞間的縫隙變太大。

看起來似乎是很脆弱的結構吧？但是，**這個脆弱性正是微血管的優勢**。

由於動脈和靜脈在運送血液時，必須防止血液外漏、避免異物入侵，所以擁有堅固的三層結構。

微血管的任務則是將氧氣和養分（糖、脂肪、胺基酸等）確實運送到全身三十七兆個細胞，並且完整回收二氧化碳和廢物。**微血管會緩緩運送血液，並從縫隙中滲出與滲進特定物質**。基於此，細胞間必須有適當的縫隙。

●沒有血管的動物

如同前述提到的，人類的血液循環系統有效率地運行全身，且構造精密。

古代的自然科學將動物分為有血動物和無血動物兩種。有血動物包括魚類、兩棲類、爬蟲類、鳥類、哺乳類。無血動物包括有殼類、昆蟲類、甲殼類、軟體類。現在，我們則直接把動物分為脊椎動物和無脊椎動物兩種。

也就是說，動物演化出背骨和脊椎後，才在體內形成血管。

過去，我因為對於沒有血管的無脊椎動物的構造感到好奇，所以曾經研究過海鞘。海鞘是無脊索動物，但也是脊椎動物的近緣種，因此很常被當作生物學的研究對象。確實，海鞘體內有心臟、生殖器官、神經節、消化器官等，但卻沒有血管。牠們的體液會流經器官與器官之間的縫隙。

海鞘等無脊椎動物是以「擴散」的方式將氧氣運送至全身。

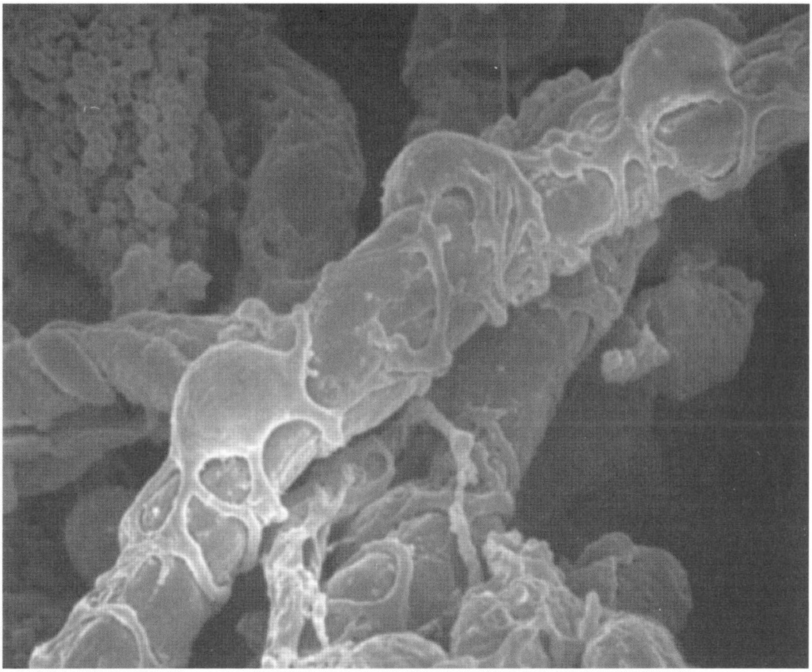

Fujiwara 等研究人員 Am J Anat. 1984

〈 微血管的剖面圖 〉

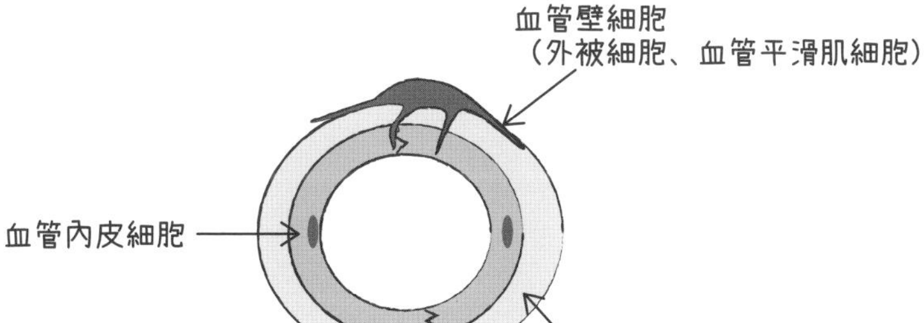

微血管的運送方法

微血管能否完成任務，取決於其結構和尺寸。

微血管的內徑約五微米。血液成分中占比最大的紅血球，會大量流入微血管。紅血球的直徑約八微米，比微血管稍微大一點，而呈碗狀的紅血球由於具有彈性，因此會將碗底朝前，用力進入微血管。**微血管內側的管壁與紅血球壁摩擦後，紅血球中的氧氣和血漿中的養分就會從血管內皮細胞的縫隙中被推擠出來，送往外側的細胞。**

若微血管的直徑大於紅血球，氧氣和養分的運送量就會變少。微血管因為夠細，所以才能有效率地滲出氧氣和養分。

同時，在這裡很重要的一點是壓力。微血管中的壓力比外面高。物質會由

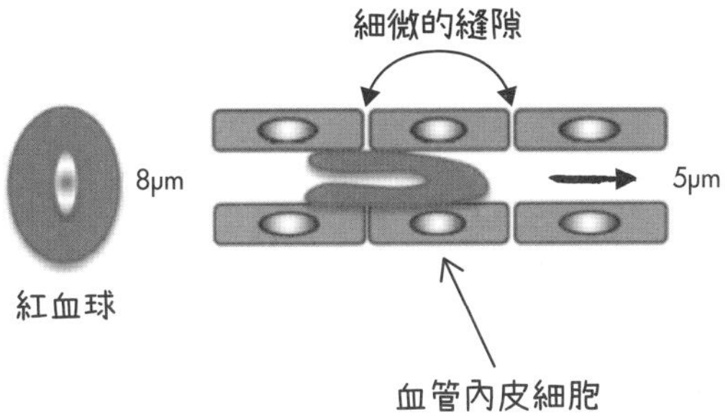
細微的縫隙
8μm
5μm
紅血球
血管內皮細胞

〈 微血管 〉

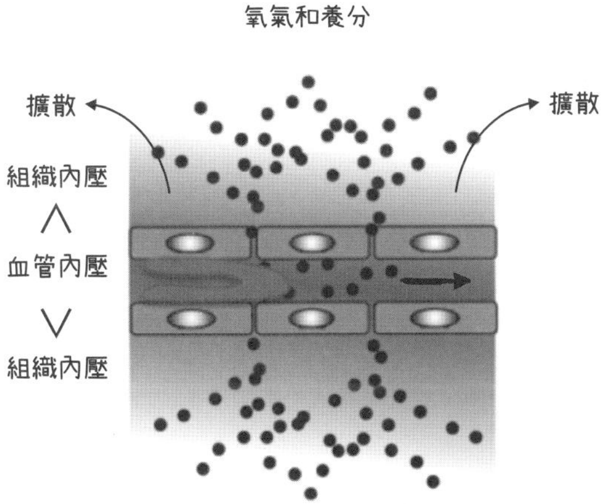
氧氣和養分
擴散
擴散
組織內壓
∧
血管內壓
∨
組織內壓

高壓處往低壓處快速流動，因此從血管內皮細胞之間滲出的氧氣和營養，能迅速被外面的組織吸收。

這個機制稱為「擴散」或「滲透性」，可說是效率極高的方法。回收組織的二氧化碳和廢物，也是微血管的重要職責。微血管是如何分辨廢物？目前研究尚不清楚這一點，不過推測微血管應該可以感測到「氧化」，也就是說微血管應該具備將氧化物質集中在血管內皮細胞的功能。

微血管會傳遞荷爾蒙的訊息

近來，在日本的健康節目中，「器官連鎖」這個詞引起很大的迴響。人體各種器官的代謝活動並非獨立運作，各器官之間關係緊密，互相調節以提升效率。

現在，有許多研究都在探討器官的連鎖模式，包括腦與內臟以及器官之間的運作等。負責傳遞這些訊息的是細胞激素（cytokine）和荷爾蒙〔或自泌素（autacoid）〕。

例如，血糖過高時會分泌胰島素，分泌瘦素（leptin）可以抑制食慾，各位有聽過這種說法吧。胰島素和瘦素，兩種都是廣為人知的荷爾蒙。胰島素是從胰臟胰島的β細胞所分泌的，可以調節血糖。而瘦素是脂肪細胞所分泌，作用於下視丘，可抑制食慾。

各器官和部位所分泌的荷爾蒙，會釋放至微血管內。這些荷爾蒙透過微血管運送至其他地方。**遍布全身的微血管，接取這些荷爾蒙後，會再釋放至相關的器官和組織。**

而且，更有趣的是，胰臟和肝臟等器官，都有其獨特的方式來接收荷爾蒙。詳細內容會在第二章說明，不過，也有微血管附著在器官上，直接從微血管的開口接收荷爾蒙。

以更有效率、更精確的方式接收訊息，遍及全身、將物質運送至所需部位。這是微血管獨特的作用。

微血管有助於免疫

我在第三十四頁也有提到，血液成分中的白血球具有免疫功能。可以排除進入體內的細菌等異物。

白血球會隨著血液循環全身，一旦感測到異物，就會開始攻擊並將訊息傳給其他白血球。

白血球遍布身體各處，可以在身體各角落巡邏。

實際上，攻擊異物的是淋巴球等免疫細胞，這些免疫細胞會從連接靜脈與微血管的小靜脈開口被釋放出去。

不過，一部分微血管也會分泌免疫相關成分，支援免疫活動。

在人類的免疫功能中，微血管和小靜脈附著著許多管壁細胞，它們扮演著特殊的角色。一旦癌細胞、異物及細菌入侵，血管內皮細胞會立刻做出反應，針對淋巴球分泌細胞黏附分子（cell adhesion molecules）。細胞黏附分子會以滾動的方式移動，找到血管內皮細胞之間的細微縫隙，藏在管壁細胞後面。然後，通過管壁細胞之間的縫隙，跑到血管外。這個運作方式，可以將與白血球一起外漏的血液成分降至最少。

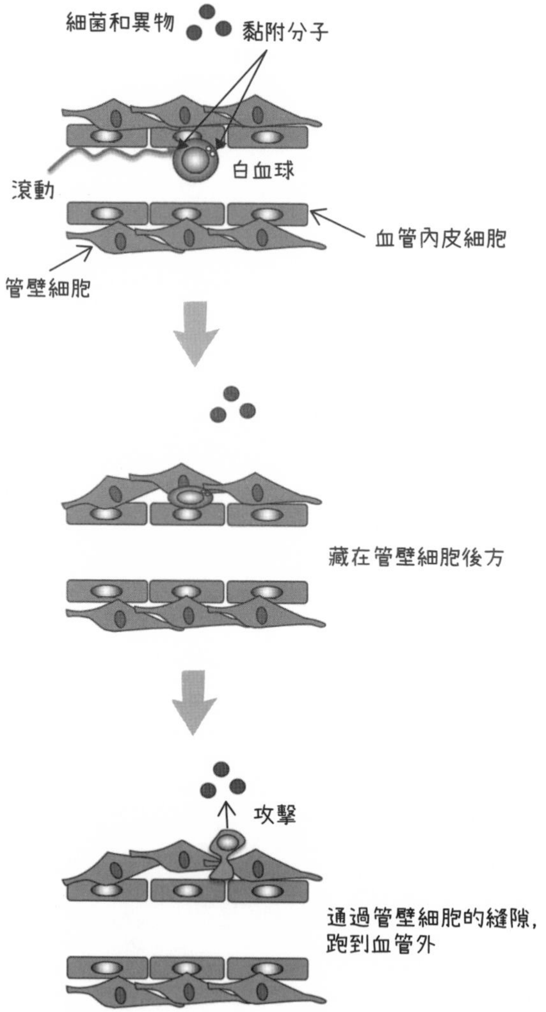
細菌和異物
黏附分子
白血球
滾動
血管內皮細胞
管壁細胞
藏在管壁細胞後方
攻擊
通過管壁細胞的縫隙，
跑到血管外

微血管可維持體內平衡

微血管還具有維持體溫的作用。在日本列島上，戶外氣溫可以從零下四十℃到四十℃。即便處於溫差如此大的環境中，我們的體溫還是可以維持在三十六℃上下。這本身就是一件很了不起的事。

從心臟輸出的血液，會在內臟中保溫，經過血管輸送至身體末梢，不過在這個輸送過程中，血液會逐漸冷卻。為了盡量維持血液的溫度，必須讓血液可以順暢地通過微血管。

負責調節這部分的是自律神經。交感神經和副交感神經會對戶外溫度產生反應，控制調節血液量的肌肉，利用血液循環，讓血液的溫度不要下降，維持體溫。

體溫高可以促進脂肪代謝。由於燃燒脂肪要花久一點的時間，因此若不促進代謝，脂肪就會累積在體內，導致肥胖。

而且，體溫高，免疫力也會跟著提升。

我們認為在健康的狀態下，體溫本來就可以維持正常，其實這也是因為微血管的細密性發揮了作用。

為什麼微血管會幽靈化？

遍布全身的微血管連接著動脈與靜脈，將養氣和養分運送至三十七兆個細胞，並回收廢物和二氧化碳，還要傳遞荷爾蒙等的訊息、保持體溫……，微血管其實很忙的。

這樣的微血管也會隨著時間產生變化，也就是老化。

通常，隨著年紀增長，微血管的管壁細胞會變性和消失，導致血管內皮細胞功能衰退。

與其他細胞一樣，這是因為細胞的分裂功能隨著年齡增長變差，失去產生新細胞（turnover）的能力。同時，血管內皮細胞和促進內皮細胞與管壁細胞黏附的蛋白質——血管生成素1（Angiopoietin 1）之分泌量，也會隨著年老而降低，使得管壁細胞容易從內皮血管細胞脫落，導致微血管劣化。

會加速血管劣化的則是高血糖。

體內過多的糖分與蛋白質結合後所產生的變化稱為「糖化」。糖化會讓體內產生像燒焦一樣的物質「ＡＧＥ（Advanced Glycation End Products＝糖化終產物）」。ＡＧＥ就是導致老化的因素之一。

血糖變高會產生ＡＧＥ，微血管血管內皮細胞的受體會接收ＡＧＥ。如此一來，會產生大量的「活性氧」，直接對管壁細胞造成傷害。

一旦管壁細胞死亡，血管內皮細胞的縫隙會變大，導致過量的血液滲漏至組織內。當血液滲漏，就無法有效輸送氧氣和養分，而且也無法回收二氧化碳

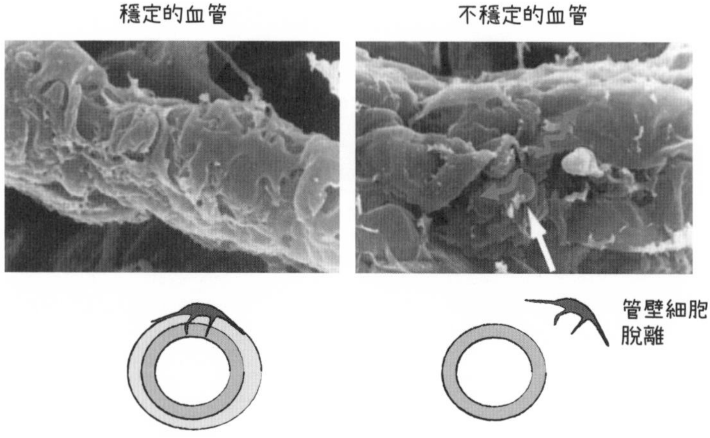

Kuno 等研究員 Blood, 2000

和廢物，導致這些物質持續堆積在組織內。

聽到「過量血液滲漏」，各位或許會覺得有點可怕。不過，這是指原本用來輸送氧氣和養分的縫隙變太大，導致血漿等血液成分流出的量超過所需，並不是指血管破裂或毀損。另外，也不會使人感到疼痛。不過，沒有疼痛感正是幽靈血管的麻煩之處。因為全身的血管會在不知不覺中逐漸幽靈化。很多人應該是確認過第二十二頁的症狀後，才驚覺自己的血管有幽靈化的跡象。希望在血管劣化之前，大家能多多預防，避免微血管受損。

另外，高血壓、血脂異常等疾病也會導致血管受損，失去彈性。這也是微血管的老化。一旦微血管老化的速度變快，就會變成「幽靈血管」，即明明有血管，血液循環卻不順暢。

最新研究顯示，幽靈血管與癌症、失智症、骨質疏鬆症等疾病有關，也會增加罹患生活習慣病的風險。

幽靈血管不只會增加生病的風險，也會降低疾病治癒率。因為血液無法運送藥物，導致無法發揮藥效。

微血管的數量也會隨著年紀增長而減少。例如，有研究報告指出，以皮膚來講，六十～七十幾歲的人，表皮的微血管數量比二十幾歲的人少了約四〇%（參考資料②）。

然而，微血管也可以繼續生長。雖然微血管的數量會隨著年紀增長而變少，但是健康的生活習慣可以改善微血管的結構，甚至讓微血管生長。有關這部分我會在第五章介做詳細的介紹。

column @ 高倉Lab

可應用於癌症治療的「血管生長訊號」

血管生長訊號（Angiocrinesignal）是由血管內皮細胞分泌的各種生理活性物質（因子）。

由血管內皮細胞分泌的血管生長訊號，在維持微血管周邊器官的生存和運作上，有著很重要的作用。

研究證實，微血管的功能不只是將氧氣和養分輸送至全身，也因為分泌血管生長訊號，在維持器官的生存和運作上扮演必要的角色。

也就是說，微血管控制著血管生長訊號，引導組織再生並抑制器官老化。同時，現在研究員也針對癌症，研發出將血管生長訊號應用於癌症治療，破壞癌細胞生成的地方（壁龕區……也稱為微環境）。

第二章

幽靈血管與疾病

血管幽靈化會對全身造成不良影響！

微血管是人類最大的器官，遍布全身。

因此，如果因為微血管幽靈化而受到損壞，就會對全身造成不好的影響。

隨著年紀增長導致血管幽靈化，就會引發許多身體變化。

例如，走久一點會開始上氣不接下氣。這是因為血管無法像年輕時一樣運送大量氧氣。又或者，因為無法回收運動所產生的廢物乳酸，導致運動後久久無法消除疲勞。健康的人，也會因為年紀增長而出現上述現象。

「是年紀大了的關係吧？」

許多人不在意的年老變化，都是起因於幽靈血管。一旦症狀惡化，就會引發「老年疾病」。

在這一章，我要介紹大家所在意的疾病與幽靈血管之間的關係。

嚴重便祕要怪幽靈血管？

負責消化食物、吸收營養的是小腸。小腸之所以是消化道中最長的器官，就是因為負有這麼重要的功能。

小腸中的微血管密集得像網眼一樣，這樣的結構正是為了盡量吸收養分。若腸道內的微血管幽靈化，就會使血液成分容易外漏，導致整個腸道黏膜腫脹，蠕動變慢。由於無法充分吸收營養，便會出現營養不良的問題。

餐餐營養均衡，卻好像都沒有吸收到……有這種感受的人，或許腸內的血管已經幽靈化了。

一旦腸胃停止蠕動，就會增加便祕的風險。便祕雖然不是重大疾病，但一旦演變成習慣性便祕，腸內細菌的狀態就會異常，引發肝臟疾病，因此絕對不可輕忽。

微血管減少會導致肝硬化？

肝臟這個器官會負責吸收藥物和酒精，分解並吸收其中成分。一旦肝臟功能衰退，也會嚴重影響其他器官。

腸胃吸收的營養，會從門脈運送至肝臟。肝臟每分鐘可過濾一．五ℓ的血液，進行代謝和儲存物質……。有一說認為，人體內有五百種以上的生化反應都發生在肝臟。

肝臟內部的微血管不同於與其他器官的微血管，是與肝臟細胞緊密相黏的。透過血管內皮細胞上的孔洞，微血管將養分和氧氣運送至肝臟內的細胞，並接收廢物。由於只有肝臟可以過濾有毒物質，因此才會形成這種獨特的系統。

因為肝臟暴露在有毒物質中，血管內皮細胞經常面臨死亡的危險，所以肝臟的門脈內有許多血管內皮幹細胞，可以大量生成與肝臟細胞直接連接的血竇（sinusoid）之血管內皮細胞（參考資料③）。

微血管也有維持肝臟運作的功能，因此血管生長訊號（請參考第54頁）系統與肝功能也息息相關。

近年來我們已經知道，肝臟內微血管的減少與肝臟的纖維化密切相關。一旦肝纖維化變嚴重，最後會導致肝硬化。要完全治好肝硬化非常困難，因此部分醫院會在初期治療階段增加微血管，避免肝功能低下。

腎功能衰退會導致血管幽靈化

人體的組織和細胞，都處於浸泡在水中的狀態。若要維持體液中電解質等的濃度，就必須經常調節體內的水分。人體器官中，腎臟負責排出水分、調整體液。

腎臟的位置大概與手肘同高，屬於成對的器官。小小一顆腎臟，重量約一百五十公克。

大量的血液也會被運送至腎臟，由負責過濾血液的腎小體和與之相連的腎小管所構成。

從主動脈分出的腎動脈再分支後，即形成腎小體。腎小體的微血管呈現捲曲狀態（腎絲球）。血液就是在這裡緩緩流動、被過濾。

濾液流入鮑氏囊後，會再回到腎小管。其間有約九十九%的濾液會被再吸收，剩下的一%則變成尿液，排泄出去。腎臟每天可過濾一百六十公升血液、排出約一・五公升的尿液，可說是很棒的過濾裝置。

腎臟中密集分布著捲曲的微血管，也是為了可以更有效地進行過濾。若腎臟無法過濾血液，含有有毒物質的血液就會跑到全身。這些物質一旦對細胞和組織造成傷害，就會引發老化和疾病。

腎絲球的幽靈化，是慢性腎絲球腎炎的原因之一。高血糖等原因會導致包圍在腎絲球血管內皮細胞周邊的壁細胞剝落，排出不能外漏的蛋白質。

有報告指出，維持體液恆定性的腎絲球受損，會引起疾病和老化。可見腎臟這器官會對全身器官造成影響，也可以說是「老化中樞」吧。

幽靈血管是糖尿病的肇因？

二〇一六年，有報導指出，日本的糖尿病人口首度突破一千萬人大關。一九九七年，日本開始統計糖尿病患者的人數，數據從那時候的六百九十萬人一路攀升至現在。糖尿病簡直就是日本人的國民病。

糖尿病是體內血糖一直維持在過高狀態的疾病。問題不在於尿液中含有糖分，而是高血糖導致血液中的血糖一直維持在過高的狀態。也就是說，糖尿病是與血液和血管相關的疾病。

而且，糖尿病最嚴重的問題是併發症。

血管出血、滲出的蛋白質和脂肪沉積在視網膜造成「視網膜病變」、高血糖導致腎臟腎絲球功能退化會引起「腎病」，而高血糖導致神經纖維受損，則會引發「神經病變」。

以上是糖尿病的三大併發症。

糖尿病也會加速動脈硬化，因此會增加罹患心肌梗塞和腦中風的風險，也可能引發牙周病、失智症及憂鬱症。

有九成糖尿病患者屬於「第二型糖尿病」。這類型的糖尿病患者在初期階段完全沒有自覺症狀，症狀通常是慢慢出現，因此很多患者都會延遲就診。然而，就像前面所說的，糖尿病會引發各種嚴重的疾病，因此早期治療非常重要。

近年來，越來越多年輕人罹患糖尿病，因而引起了社會的關注。為了避免年紀輕輕就得到糖尿病，請養成良好的生活習慣。超過四十歲之後，罹患糖尿病的風險就會升高，更要當心。

微血管的幽靈化也與糖尿病有密切的關係。

我們透過飲食攝取碳水化合物（醣類）後，經過消化會形成葡萄糖這種能量，並從血液中提供能量給全身的細胞。血糖值就是指血液中的葡萄糖含量。

通常，胰島素等荷爾蒙會調節血糖值。胰島素是由胰臟的胰島所分泌。胰島是一個重量不滿三公克的組織，但可接收胰臟約十％的血流。

胰島素必須及時分泌才能預防高血醣。因此，運送血液的微血管血管內皮細胞與胰臟的細胞，處於緊密黏結的狀態。這樣的構造，讓胰臟的細胞可以直接從內皮細胞的洞，感測血管內的血液成分。一旦偵測到異常，就可以立刻由胰島分泌胰島素，控制升高的血糖值。

造成糖尿病的原因不外乎無法分泌胰島素，或者胰島素功效減弱，但其實，與胰臟連結的微血管也有很大的影響。有動物實驗的數據顯示，若提升血管內皮細胞的活性，就能改善胰島素阻抗性，延長壽命（參考資料④）。若血管隨著年紀增長而幽靈化，罹患糖尿病的風險將也會跟著變高。

幽靈血管與肺部疾病

從我們鼻子吸入的空氣，會從喉頭經過氣管、支氣管送往肺部。空氣中的氧氣與血液中的二氧化碳則會在肺部進行交換（氣體交換）。在這個過程中扮演活躍角色的是肺部中的微血管。

肺部的構造就像是一個海綿。肺部有很多名為肺泡的空洞，空氣由這裡進入肺。肺泡的直徑約二百微米，總數約五億個，表面積最大可達約一百平方公尺以上。

肺泡的表面布滿微血管，幾乎就像是浸泡在血液中的狀態。肺泡與微血管之間隔著一層薄壁，氣體就是通過這層薄壁來進行交換。

氧氣會進入微血管，由紅血球攜帶氧氣運送至全身的細胞。二氧化碳會通過微血管，經過靜脈、心臟進入肺部，送達覆蓋著肺泡的微血管。

二氧化碳被肺泡接收後，會經過吐氣排出體外。為了可以自由且順暢地進行氣體交換，肺部的微血管與其他器官的微血管不同，壁細胞非常少，而且也很少黏著在血管內皮細胞上。由於壁細胞原本就很少，因此一旦減少，就會產生很大的損害。爬個樓梯就氣喘吁吁的人，要多多注意。

若覆蓋肺泡的微血管幽靈化，就會增加異物入侵血管內皮細胞的風險，容易引起發炎。當巨噬細胞這種促炎性細胞的侵入變多，即使是少量的病毒和細菌，也會引發發炎反應。

近年來，「肺炎鏈球菌」被視為老年疾病，造成這種疾病的原因之一也是肺泡血管幽靈化。

肺與微血管關係密切，因此ＡＲＤＳ（急性呼吸窘迫症候群）等肺部疾病，也可以說與幽靈血管息息相關。

異位性皮膚炎也是一種血管疾病？

異位性皮膚炎是一種會引起嚴重搔癢的慢性皮膚炎，這種疾病好發於嬰幼兒時期。但是近年來，罹患「成人異位性皮膚炎」的患者也越來越多。

異位性皮膚炎是伴隨著皮膚發炎的疾病，常見於容易過敏的人以及皮膚屏障功能較差的人。

之所以會產生過敏發炎，是因為肥胖細胞（mast cell）針對花粉、塵蟎，以及其排泄物中的蛋白質等過敏原（引起過敏的物質），釋放出組織胺等活性成分，引起周圍發炎。

不過，異位性皮膚炎其實也和微血管有關。

我們已經知道，異位性皮膚炎的患者體內，有比較多異常的微血管（參考資料⑤）。異常血管指的是透過血管新生所形成的未成熟的微血管（容易外漏血液成分）。

未成熟的微血管會活化促炎性細胞巨噬細胞。肥胖細胞觸動警鈴、釋放組織胺，感覺細胞（sensory cells）一旦受到刺激，即引發異常的搔癢。由於組織胺也會引起血管滲漏，因此會導致一直處於發炎狀態。

過去，人們認為異位性皮膚炎起因於皮膚屏障功能或免疫調節功能出問題，但發現該疾病與微血管的關聯之後，或許能促使新的療法出現。

過多的微血管會導致類風濕性關節炎惡化

類風濕性關節炎是好發於三十～五十幾歲女性的疾病。

類風濕性關節炎會引起關節發炎，軟骨和骨頭遭破壞後就會使得關節功能受損。

這樣的情況若持續惡化，更會引起關節變形，造成身體功能障礙，導致日常生活不便、需要照護等。

關節腫脹與疼痛是類風濕性關節炎的主要症狀，這是因為免疫功能發生了異常。免疫異常會導致免疫細胞轉而攻擊自己的細胞和組織，因而引起發炎，導致關節腫脹和疼痛。

如今**我們也已經知道，免疫異常與血管新生作用所形成的未成熟微血管有關**（參考資料⑥）。血管新生一開始是為了抑制發炎反應，然而由於未成熟的血管中壁細胞和血管內皮細胞不夠緊密，因此血液成分會外漏。

在這樣的狀態下持續新生血管，就會導致微血管不斷增加，持續發炎。

只要血管內皮細胞之間互相黏附，或讓壁細胞與血管內皮細胞黏附，就能抑制發炎。修復幽靈血管，就能改善、抑制類風濕性關節炎。

骨質疏鬆症也可以歸咎於幽靈血管

一般人常認為，支撐著我們身體的骨頭，一過了成長期，大小就不會改變，也由於堅硬，所以很少有變化。

然而，骨頭和血液一樣，是含有細胞的組織，由纖維和鈣質組成，會不斷進行新陳代謝。骨髓製造紅血球、白血球及血小板等血液成分，同時骨頭也是鈣質的倉庫。

過去，一般認為骨質疏鬆症是因為女性荷爾蒙分泌減少、腸道吸收鈣質的功能變差所致。

然而，於二〇一四年發表的論文證實，幽靈血管也是導致骨質疏鬆症的原因之一。

骨頭前端的海綿骨是關節的緩衝墊。隨著年紀增長，海綿骨受損的症狀會被視為骨質疏鬆症的初期症狀。

其實，海綿骨的周遭布滿大量的微血管，一旦這裡的微血管幽靈化，就無法接收從動脈運送過來的養分和氧氣，阻礙新陳代謝，因而引發骨頭無法新生並逐漸減少的「骨質疏鬆症」。

NOGGIN這種細胞激素（cytokines）會從微血管的血管內皮細胞，將血管生長訊號（請參考第五十四頁）傳送至骨頭的細胞，由造骨細胞（osteoblast）製造新骨。一旦微血管幽靈化，細胞激素就無法傳送至骨頭細胞，導致無法製造骨頭。

當然，骨質疏鬆症的病因還包括缺乏維生素D等其他原因，但經證實，幽靈血管確與骨質疏鬆症有關，這是一項非常重要的發現。這項發現，讓我們可以期待能出現新療法和新藥物。

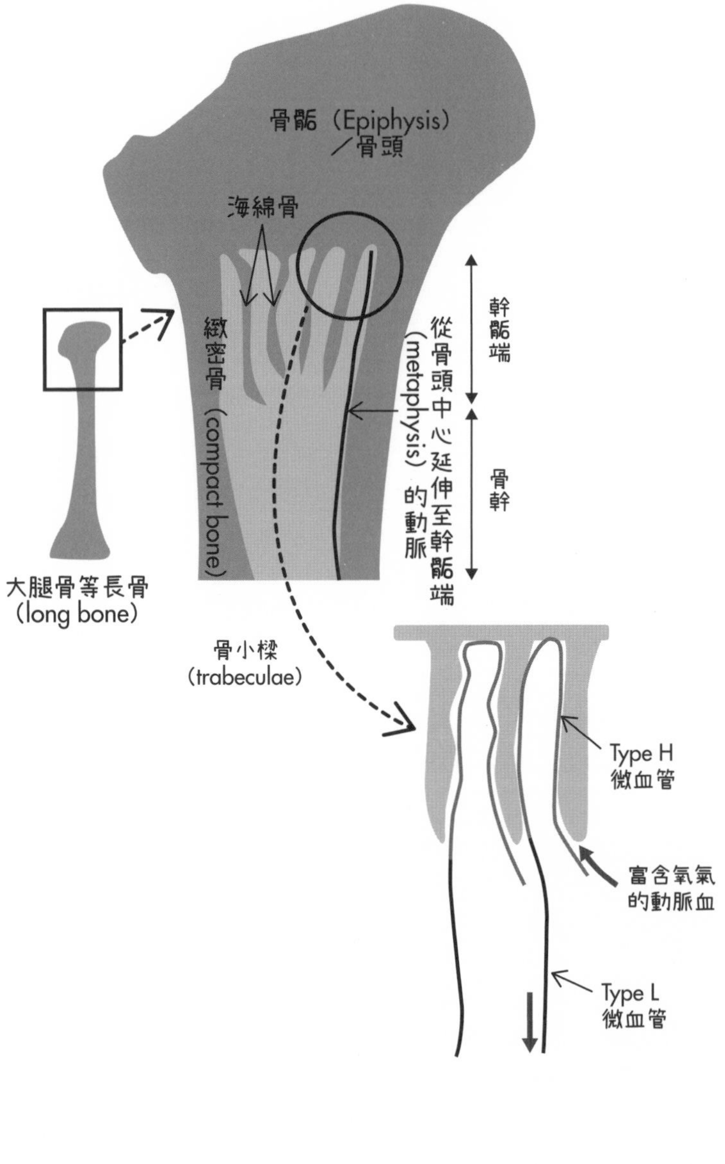
骨骺（Epiphysis）
／骨頭
海綿骨
緻密骨（compact bone）
幹骺端
從骨頭中心延伸至幹骺端（metaphysis）的動脈
骨幹
大腿骨等長骨
(long bone)
骨小樑
(trabeculae)
Type H
微血管
富含氧氣
的動脈血
Type L
微血管

幽靈血管會使人失明？

微血管也會輸送氧氣和養分到眼睛、鼻子、嘴巴等感覺器官，所以微血管幽靈化，也會導致感覺器官失調、老化，尤其眼睛與微血管的關係更是密切。眼睛容易疲倦、乾澀、看不清楚近的東西……，很多人一過了四十歲，眼睛就出現問題。俗稱的「老花眼」，也是從這個年齡開始出現。

其他的風險還包括伴隨年紀增長而來的眼睛疾病，例如水晶體混濁的白內障或視力受損的青光眼等。並且，若眼底（fundus）開始老化，也要當心視網膜靜脈阻塞、糖尿病視網膜病變等疾病。

老年性黃斑部病變也是起因於眼底病變的疾病。在歐美國家，這是成人失明的第一主因，日本近年也有增加的趨勢。

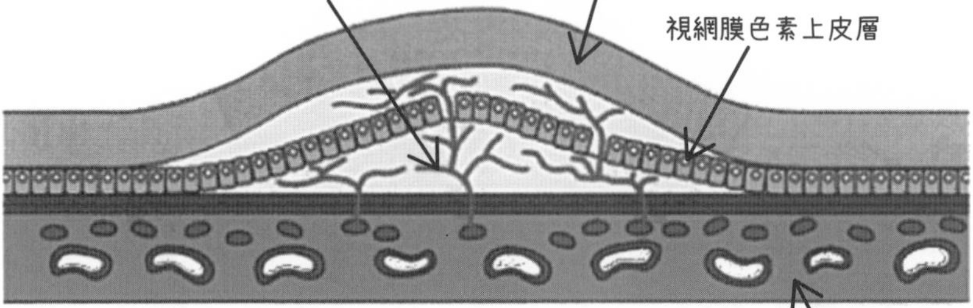

視網膜就像相機的底片。外部的光源通過瞳孔、水晶體（＝鏡頭）、眼睛中央的玻璃體，抵達視網膜，就能感測到光。光線在網膜轉變為電訊號傳送到大腦後，便形成了影像——也就是我們因而能看得到。

黃斑部位於視網膜正中央，光會投射在這裡。一旦黃斑部的功能弱化，即使網膜沒有異常，視力依然會受損。視網膜下方有視網膜色素上皮層（Retinal Pigment Epithelium），其下方有一個稱為脈絡膜的組織，這個部位也有微血管。

老年性黃斑部病變是因為廢物堆積在視網膜色素上皮層的下方，導致黃斑部病變。大致上可分為乾性和濕性兩種。乾性是指視網膜色素上皮層逐漸萎縮，引發視網膜病變。

濕性是指視網膜色素上皮層下方和網膜之間，增生新的微血管（脈絡膜新生血管），引發視網膜病變。

新生血管原本是為了抑制視網膜色素上皮層的發炎，但由於老化的微血管缺乏壁細胞，導致新生血管滲出血液成分，或者血管破裂，反而傷害了視網膜。

近來，也有論文指出青光眼與微血管的關係。眼睛內的液體若與廢物一起流走，就不會有問題。位於眼球周邊的血管「許萊姆氏管」可被視為微血管或淋巴管，由於其功能退化（幽靈化），導致水分無法被回收，繼而使得青光眼和眼睛疲勞的症狀惡化（參考資料⑧）。

失智症也是幽靈血管造成的！

老年疾病中，最令人害怕的應該就是失智症了。失智症會令人喪失記憶，失去思考能力。最後，連日常生活都無法自理。這麼嚴重的失智症當中，最常見的是阿茲海默症。

過去，一般認為阿茲海默症是由於β澱粉樣蛋白（Beta-amyloid）沉積在腦部所引發的。然而，近來的研究也證實幽靈血管是促發阿茲海默症的原因之一（參考資料⑨）。

大腦是人類器官中很特別的器官。腦是神經系統中樞，在情感、思考、生命維持等多種神經活動中，扮演著核心的角色。因此，它不像其他器官一樣，有類似自由通路的構造。

血腦障壁（Blood-Brain-Barrier，ＢＢＢ）這樣的結構保護著腦部。藉由血腦障壁從血液中篩選必要的物質供給腦部，同時也可以將腦內不要的物質排到血液中。

而且，血腦障壁的結構相當複雜，能夠直接被吸收的只有脂肪。其他的物質要透過各自的轉運體和受體，才能輸送至腦內。血腦障壁其實就是腦微血管，除了腦室周圍的器官，血管內皮細胞之間都是緊密黏著的。

近年的研究發現，形成血腦障壁的微血管幽靈化（血管內皮細胞功能退化），是引發阿茲海默症的重要原因。由於微血管失去壁細胞，導致血液成分容易從血管內皮細胞滲出。

過去β澱粉樣蛋白被視為不好的東西，但它其實是腦細胞所需的物質。若分量不足夠，就會引發血管問題。然而，若血管幽靈化，就會無法回收、排出β澱粉樣蛋白，導致過量的β澱粉樣蛋白堆積在腦內。

導致阿茲海默症的元兇是由於Ｔａｕ蛋白質過度磷酸化、堆積在細胞內，

造成突觸無法正常運作。

突觸無法正常傳遞訊息時，神經傳遞受阻，導致腦功能下降。

若是β澱粉樣蛋白累積了十年左右，Tau蛋白質就會開始對神經產生毒性，因此我們也可以把β澱粉樣蛋白的沉積，視為阿茲海默症的發病標準。只要在β澱粉樣蛋白開始累積之際，服用活化腦微血管的藥物，或許就能預防、減緩失智症。

目前，許多歐美專門研究失智症的學者，都在研發相關的預防失智症藥物。若日本也能使用這類藥物，將可大幅改變銀髮族的未來。

血管變幽靈，抗癌藥物就起不了藥效？

就像我在「前言」所說的，「癌症」是我目前的研究主題之一。我在研究癌細胞產生和增生的系統時，發現了癌症與幽靈血管的相關性。癌症是正常細胞衍生出異常細胞（癌細胞），並在體內增生，導致器官和組織功能衰退的疾病。

若細胞無法正常複製ＤＮＡ的密碼，或者混淆了密碼，就會導致基因受損、產生癌細胞。ＤＮＡ變異增加，惡性高的細胞就會增生並擴散至周圍。

通常細胞會利用氧氣和養分，讓細胞中的粒線體產生能量。癌細胞在周圍缺乏氧氣的狀況下，不透過粒線體的功能，也能產生能量。

也就是說，即使在低氧狀態下，癌細胞也能持續增生。癌細胞的特徵就是很難死。癌細胞不會像正常細胞一樣進行新陳代謝，只要增生，就會讓腫瘤越來越大。

癌細胞的微血管與幽靈血管一樣。正常微血管的壁細胞會隔著一定的空間與血管內皮細胞相黏。癌細胞組織的微血管雖然有一些壁細胞，但幾乎都沒有與血管內皮細胞相黏，這就是不成熟的血管。而無法呈直線延伸的血管會增生變成一球，也很難相連。因此便會無法發揮原本的功能，運送氧氣和藥物。

即使使用再有效的抗癌藥，若是藥物從未成熟的血管滲透出去，就很難利用血管內外的壓力差將藥物擴散出去，導致藥物無法被吸收至癌組織深處。

而且由於癌細胞增生的組織處於低氧狀態，因此需要氧氣的放射治療，也無法發揮良好的效果。

也就是說，癌化組織所處的環境，讓傳統的標準癌症療法難以發揮作用。這個環境指的就是「未成熟的微血管」。讓幽靈血管恢復成正常的血管，抗癌藥物就能擴散至整個癌細胞（參考資料⑩）。同時，若處於氧氣足夠的狀態下，放射線也可以發揮良好的功效。

再者，先讓幽靈血管恢復正常後，再利用免疫檢查點抑制劑，就能採用對身體負荷較小的免疫療法來治療癌症。

column

@

高倉Lab

讓癌細胞增生的「腫瘤幹細胞」

我們已經知道，神經系統等各種組織中，有組織幹細胞存在於血管周邊。而且，血管所提供的組織壁龕區（微環境），對於維持和增生組織幹細胞也非常重要。

我們已經知道，癌細胞中也有具備幹細胞特質的「腫瘤幹細胞」，且存在於血管周邊，利用血管所提供的環境作為腫瘤幹細胞的微環境並增生。

癌組織的血管具有與正常血管不同的特徵，例如周邊會有癌特有的纖維母細胞（fibroblast），形成不完整的結構和網絡等。因此，這樣的結構會導致抗癌藥物和免疫細胞無法進入癌組織。只要能讓血管恢復正常，破壞血管所提供的腫瘤幹細胞微環境，就能殺死癌細胞的命脈腫瘤幹細胞。

我們運用血管形成的分子機制解析，正在研究根治癌症的療法。

例如，改變癌組織的低氧狀態。癌組織的血管都是尚未成熟的血管，氧氣無法輸送至組織內。低氧狀態引發染色體的不穩定，讓癌細胞獲得在低氧環境中也能生存的基因型（genotype）。尤其，這讓癌細胞可以進行不需要氧氣的「無氧糖解」（anaerobic glycolysis），這也會使得癌細胞轉化為腫瘤幹細胞。

免疫細胞可以殺死癌細胞，是正常的細胞，無法進行無氧糖解作用。免疫細胞在缺氧狀態下會失去活力，弱化對癌細胞的攻擊力。

只要讓癌組織的血管恢復正常，改善低氧環境，就能抑制腫瘤幹細胞的生成。同時，恢復免疫細胞的攻擊力，也能增加抗癌免疫力。

我們實驗室的研究目標，就是控制癌症的血管。

第三章

幽靈血管與老化

體內三十七兆個細胞都會發生「老化」

「人為什麼會老化？」

針對這個普遍的問題，現代醫學可以給出兩個答案。

一是「細胞的老化」。

組成人類身體的細胞總共有三十七兆個。現代醫學認為，每一個細胞都會發生老化現象。

儲存基因的是染色體。染色體的末端是具備特殊結構「端粒」的ＤＮＡ。ＤＮＡ為雙股螺旋結構，若末端的雙股螺旋暴露在外，會被酵素分解。因此，須要由端粒這個結構來保護ＤＮＡ。

細胞每分裂一次，端粒就會逐次變短。也就是說，端粒消失的時候，就是細胞無法再分裂的時候。端粒可以縮短約五十～六十次，超過這個次數，細胞無法繼續分裂，細胞內的粒腺體等器官會開始退化、死亡。

所以細胞就會死亡。

人體內有一種端粒酶（telomerase）酵素，負責修復因細胞分裂而變短的端粒。也就是說，端粒酶的分泌量越多，端粒就不容易變短。**如何運用端粒酶的作用，可說是抗老對策之一**。

另一個答案是「個體（器官）的老化」。

當體內的細胞逐一老化，形成低氧和低養分的狀態，所有器官就會逐漸衰老。這種現象與微血管也有關。由於將氧氣和養分運送至全身微血管的功能衰退，因此器官也跟著退化。我們也可以把這個過程視為「疾病」。全身所有功能衰退的時序幾乎是相同的，因此血管對老化的影響非常大。

加速人類老化的原因包括「糖化」和「氧化」。

「糖化」是身體焦化

糖化是指飲食中設攝取過量的葡萄糖，多餘的葡萄糖與體內的蛋白質結合，導致細胞劣化。輸送高血糖的血液時，血管的組織會脆化，引起發炎。

尤其若腎臟的腎絲球受損，就會使腎臟功能衰退，導致過濾體液的裝置也出現問題。過濾不掉的蛋白質會混到尿液中，形成「蛋白尿」。

糖化會產生AGE（糖化終產物），也就是「身體的焦化」。若微血管的壁細胞因為AGE受損而死亡，微血管就會幽靈化。一旦AGE累積，就幾十年都不會分解，會加速全身老化，因此一定要當心。

另外，一說到高血糖通常會想到糖尿病，不過高血糖也會引發其他的風險。一次喝大量甜飲所引起的「一次性高血糖」，會傷害血管、促使老化。

一次性高血糖是常見於年輕人的症狀。既然知道一次飲用大量酒精將來可能會引發老化疾病，就應該考慮戒掉。

即使不是糖尿病患者，飲食過量引起的「血糖驟升」（Glucose Spike，血糖波動劇烈），也會對血壓和血管的狀態造成不好的影響。

「氧化」是身體生鏽

促使老化的另一個原因是「活性氧」。

當體內產生過量的活性氧，全身就會氧化，也就是處於生鏽的狀態。

在日常生活中，活性氧會在體內產生並消失。通常人類的體內需要適量的活性氧。當細菌和病毒入侵體內，活性氧便會產生反應，與細菌或病毒結合，進行破壞。

人體內會分泌一種叫做ＳＯＤ（超氧化物歧化酶，Superoxide Dismutase）的抗氧化酵素，負責除去過多的活性氧。然而，隨著年紀的增長，ＳＯＤ的分泌量也會逐漸減少。

在各種活性氧當中，惡性最高的氫氧自由基（hydroxyl radical）會影響人體內的脂肪，尤其是磷脂，引發脂質過氧化。這也與老化和癌症等疾病有關。

產生活性氧的原因，散見在我們的日常生活中。空汙、強烈紫外線、抽菸、酒精、化學藥物、食品添加物、壓力、過度運動等，都會產生活性氧。

微血管，尤其壁細胞抵抗不了活性氧的破壞，所以容易受損。這就會造成微血管幽靈化。

微血管變少，看起來就會變老？

若「人會與微血管一起變老」，那麼血管年齡應該會和外貌年齡一致。老化是受到高度關注的議題。

我曾經和大型化妝品公司合作進行肌膚與微血管的研究。在研究過程中，顯微鏡下的肌膚狀態（黑斑、皺紋等）與微血管（幽靈血管）的狀態，大多是一致的。

同時，愛媛大學的伊賀瀨道也教授是研究動脈硬化的專家，對老化也相當了解，他在愛媛大學醫學院附屬醫院擔任抗老．預防醫療中心的主任，並提供「抗老健檢」。當地有二七三位居民接受過這項檢查，伊賀教授藉此調查了「外貌年齡與血管年齡」的關聯性。

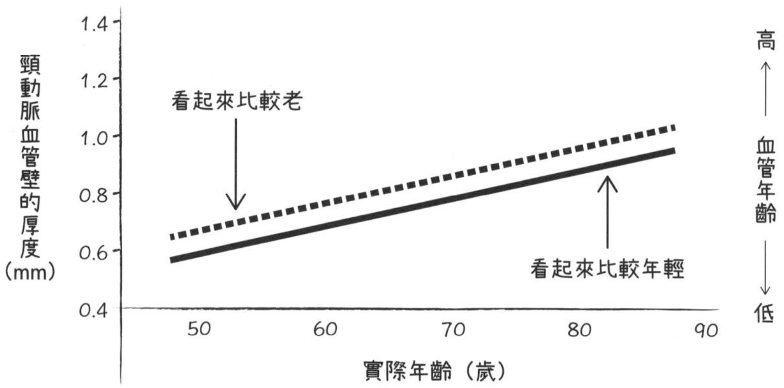

觀察頸動脈血管壁的厚度（動脈硬化的程度）與外貌年齡的相關性，可發現血管年齡高齡化與外貌年齡的關係成正比。
（由愛媛大學醫學院附屬醫院抗老．預防醫療中心的伊賀瀨道也主任提供）

他們請經常與六十歲以上老年人接觸、負責大學醫院老年疾病專門病房大樓的二十名女性護理師，根據照片（平均年齡六十七歲的二七三人，女性占六成），判斷當事人的外貌年齡。

研究團隊再根據評斷結果，探討外貌年齡與抗老健檢頸動脈超音波檢查結果的關聯性。

研究發現，「外貌年齡較高」（看起來較老）的人，血管年齡比「外貌年齡較低」（看起來較年輕）的人高，女性平均高五歲、男性則是八歲。

除了這項研究，也有眾多論文提出證據，證實外表與血管的關聯性，認為「微血管的數量與外貌年齡一致」等。

微血管與肌膚的密切關係

決定人類外貌年齡的關鍵之一是肌膚狀態。

這樣的觀念深植於現代社會中，因此想要青春永駐的女性，無不奮力保養肌膚。或許她們本能上就知道，維持肌膚的健康才能一直年輕漂亮下去。

事實上，在人體組織中，暴露在外部壓力最多的部位就是肌膚。

成人肌膚的表面積約一．七平方公尺（假設身高一百七十公分、體重六十公斤，使用DuBois公式計算）。簡單來講，就是「一張榻榻米」。

雖然不是全部肌膚，但臉、脖子、手臂等外露的肌膚，都暴露在大量的紫外線中。我們必須曬太陽才能產生活性維生素D。不過，在太陽下過度曝曬，會產生活性氧。女性積極使用UV防曬乳，或許並非單純是愛美，而是潛在的生存本能所致。

皮膚的表皮部分有角質層、顆粒層、棘狀層、基底層，表皮下方則為真皮、皮下組織等組織。新細胞在基底層產生，舊細胞則被推擠到表皮的上層。抵達最上層的角質層後，舊細胞會變成汙垢剝落。

肌膚的微血管只分布到真皮。微血管輸送的氧氣和養分，直接從真皮送至表皮部分。由於距離越遠，細胞越容易死亡，因此必須快速進行更替，讓肌膚剝落。如果表皮也有微血管，由於肌膚變厚、不好剝落，因此會加速老化。沒有微血管的構造，讓我們的肌膚可以保持細緻。

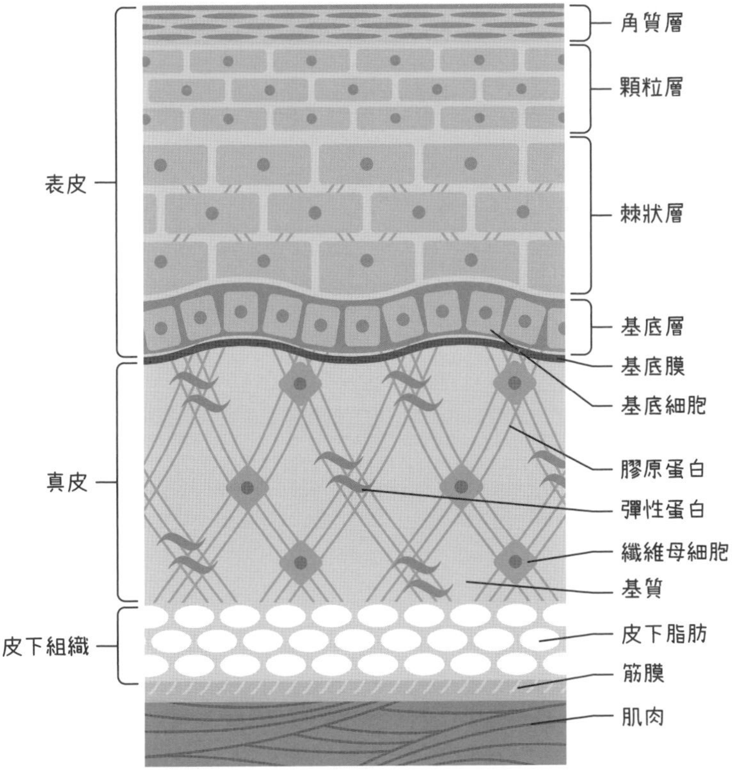

皮膚由表皮、真皮、皮下組織3層組成。微血管只分布到真皮，因此表皮部分較難接收到養分，細胞也就容易死亡，可以快速進行更替（代謝轉換）。

●黑斑與暗沉

角質層位於皮膚的表皮，會反射、吸收肌膚的大敵紫外線，以避免紫外線侵入體內。不過，紫外線所產生的活性氧，會攻擊皮膚的細胞。皮膚內的黑色素細胞（Melanocyte）會與活性氧對抗，這個時候就會形成黑色素。通常黑色素會藉由皮膚的新陳代謝排出，被吞噬細胞・噬菌細胞吞噬並消化。

一旦微血管幽靈化，噬菌細胞會出動來回收從血管外漏的廢物。

因此一旦照射到紫外線，黑色素細胞就會跟著噬菌細胞一起活化，導致黑色素增加。噬菌細胞忙著處理廢物，就無法吞噬黑色素。沒有被處理掉的黑色素，就會變成黑斑跑到肌膚表面。

皺紋

皮膚的真皮部分有纖維母細胞產生膠原蛋白、彈性蛋白等蛋白質。膠原蛋白能讓肌膚有彈性，新陳代謝的速度為二～六年。若微血管幽靈化，血液成分大量外漏，血管會慢慢消失。如此一來，纖維母細胞就會接收不到養分而受損、無法製造膠原蛋白。皺紋就是這樣來的。

鬆弛．水腫

若血管幽靈化導致氧氣和養分無法充分運送，膠原蛋白和與其纖維相連的彈性蛋白，就會因為代謝變慢且合成量減少而導致肌膚鬆弛。

另外，從真皮的健康微血管所外漏的水分和廢物，會由淋巴管回收，從靜脈送往動脈，然後從腎臟排出體外。若血管幽靈化，就會漏出太多水分和廢物，導致淋巴管來不及回收。
水分和廢物若無法回收至組織內，就會開始累積。這就是造成肌膚鬆弛和水腫的原因。

微血管變少是造成掉髮的原因之一！

和肌膚一樣，頭髮也會影響我們的外表年齡。
不只男性，近年來也有越來越多女性有掉髮的問題。掉髮的原因包括荷爾蒙失調及壓力等，但最近也有人指出幽靈血管與掉髮的關聯。
毛囊這個組織包覆著頭髮根部的毛根，是一層包覆毛髮的管鞘。毛囊周圍的微血管呈螺旋狀分布，將氧氣和養分輸送至這裡，以維持毛髮的健康。
包圍毛乳頭的毛球有毛母細胞。毛母細胞會從微血管吸收養分，進行新陳

代謝、使頭髮生長。

毛囊由皮膚的幹細胞形成，如果形成毛囊的細胞不增生，就無法維持毛囊的健康。若毛囊可以從微血管獲得大量的氧氣和營養，就能長出較粗的頭髮。但是，**若微血管幽靈化導致無法充分運送氧氣和養分，就無法培育毛囊，導致頭髮變細、掉髮。**

同時，我們也知道毛囊側邊的毛髮隆起部位存在著皮膚的幹細胞，這裡會長出皮膚組織。這個部位的微血管也呈現螺旋狀，由血管製造微環境（壁龕區）。幹細胞在這個區域會受保護，維持未分化的狀態。

血管生長訊號（第五十四頁）會在這裡發揮作用，分泌蛋白質來讓幹

〈 毛囊的組織圖 〉

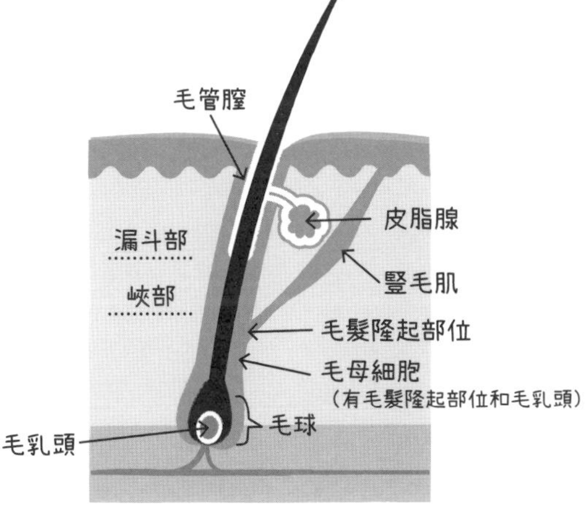

細胞維持在未分化的狀態。換句話說，就是把像毛囊蛋一樣的細胞，儲存在這裡。若血管幽靈化，就無法維持幹細胞的狀態。毛囊會逐漸退化，最後引起掉髮現象。

更年期也是因為微血管受損

儘管每個人都不一樣，但女性的停經年齡大概在五十歲左右。包含停經期在內，四十五～五十五歲的十年間稱為更年期。

女性進入更年期後，女性荷爾蒙雌激素的分泌會驟降，荷爾蒙失衡會引發各種身心問題。

包括容易疲勞、肩頸痠痛、腰痛、心悸、氣喘、臉部潮紅、盜汗、虛冷、健忘、憂鬱、專注力下降、失眠、焦慮、暈眩、耳鳴等，症狀因人而異。

這些症狀統稱為慢性疲勞症候群，因此尚未有根本的治療法。

原因在於，向卵巢下達催產素分泌指令的腦部下視丘部位，因為突然無法分泌催產素而陷入慌張，為了下達比以前多好幾倍的指令，引發異常出汗、暈眩等症狀。由於下視丘是掌控消化功能、自律神經及調節體溫的器官，因此身體也會失去這些調節功能。

而且雌激素也是維持血管功能的荷爾蒙。

過去曾公開過的實驗顯示，將催產素加入試管培養的人類血管內皮細胞，可以抑制細胞死亡。

經期期間，子宮內膜剝落時，身體會不停讓血管消退。為了不影響其他器官的血管，身體會分泌雌激素來抑制組織的血管細胞死亡。

因此，成年女性體內的雌激素隨時都維持在高濃度狀態，但是一進入更年期，雌激素的分泌量驟降，因此會導致全身的血管受損。

若你出現了很多更年期的症狀，很可能是因為全身血管突然受損，加速老化所致。

女性生命階段與女性荷爾蒙（雌激素）的分泌量

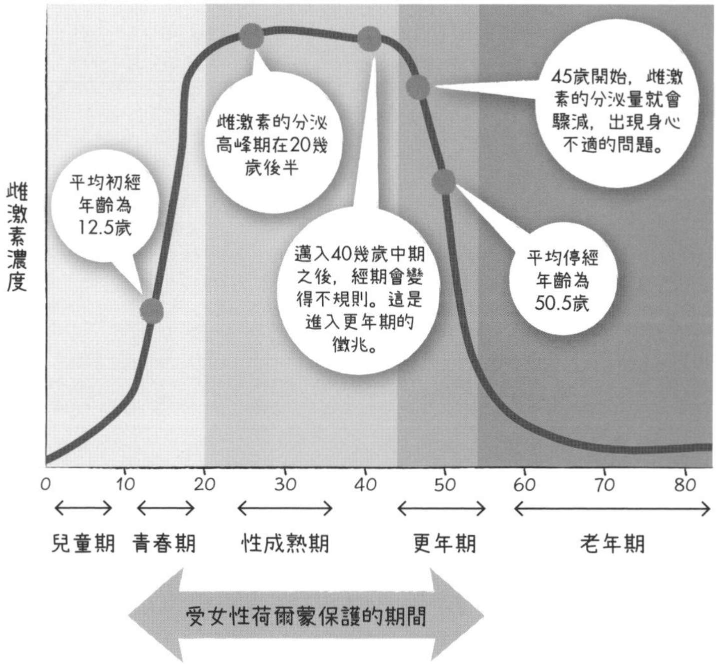
雌激素濃度
平均初經年齡為12.5歲
雌激素的分泌高峰期在20幾歲後半
邁入40幾歲中期之後，經期會變得不規則。這是進入更年期的徵兆。
45歲開始，雌激素的分泌量就會驟減，出現身心不適的問題。
平均停經年齡為50.5歲
0
10
20
30
40
50
60
70
80
兒童期
青春期
性成熟期
更年期
老年期
受女性荷爾蒙保護的期間

- 經期不順
- 經痛
- 卵巢功能不全
- PMS（經前症候群）

- 性病
- 不孕症等問題
- 子宮內膜症
- 子宮肌瘤
- 卵巢囊腫
- 子宮頸癌
- 乳癌

- 更前期障礙
- 憂鬱症
- 子宮內膜癌
- 卵巢癌

- 代謝症候群
- 骨質疏鬆症
- 動脈硬化

雌激素是維持血管運作的荷爾蒙，分泌量在20幾歲後半達到高峰。45歲左右開始就會銳減。

column

@

高倉Lab

讓微血管變年輕的「血管新生」的機制

血管是將氧氣、養分及免疫細胞等各種物質運送至全身的重要器官。為了維持身體組織和器官的正常運作，血管結構和網絡受到嚴密的控制。這些血管的運作是怎麼形成的？我們的研究團隊著眼於血管新生的機制進行研究，希望能解開血管生成的全貌。

當組織受損、引起發炎，周圍的炎性細胞會靠過來。從這裡，會分泌刺激血管新生的因子（VEGF等）。然後，會出現

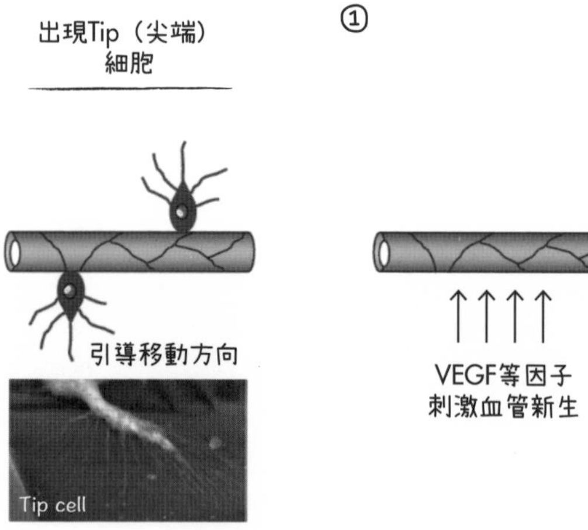

細胞①尖端細胞（tip cell）。

細胞①接收到微血管發出的訊號後，就會移動至需要修復的地方，從後方延伸出柄細胞（Stalk cell）②。

這裡會出現刺激壁細胞黏著的Phalanx細胞③，當壁細胞黏著完成，就形成了成熟的血管，完成血管新生。

微血管的血管內皮細胞中也有幹細胞。當幹細胞的數量隨著老化減少，製造血管的預備能力也會逐漸降低。我們正在研究，這是否就是微血管減少的原因？

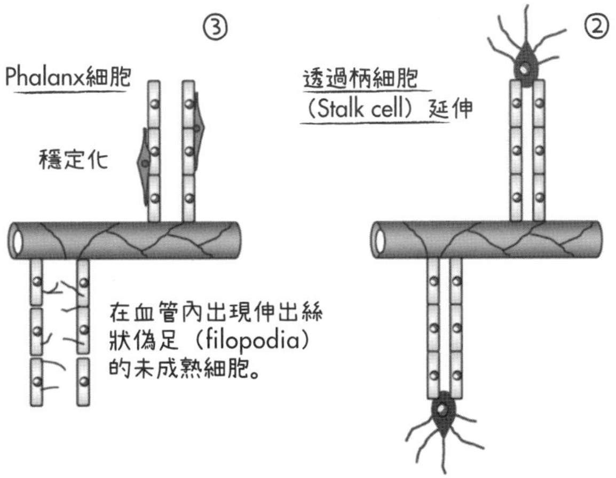

第四章

人會與微血管一起變年輕

無論幾歲，都能改善微血管

我在前面已經說過，微血管功能衰退是導致老化和疾病的原因。

微血管隨著年紀增長，會發生壁細胞變性和死亡、血管內皮細胞功能衰退。同時，活化Ｔｉｅ２基因的蛋白質「血管生成素１」（angiopoietin-1）分泌量也會減少，而Ｔｉｅ２基因能促進血管內皮細胞黏著以及內皮細胞與壁細胞黏著。這樣會讓血管內皮細胞之間的縫隙變大，導致過多血液外漏。

微血管無法發揮原本的功能——運送氧氣、養分到三十七兆個細胞，並回收二氧化碳和廢物。由於細胞和組織的功能衰退，以致加速老化、引發疾病。

微血管會隨著年紀增長而變化。我們能否阻止這些變化發生？

其實微血管是會生長的。

我們的皮膚若受到輕傷，過一陣子就會自然治癒吧。表面上看起來像是少量出血後，血小板發揮凝血功能，治好了傷口，但其實不是這樣的。止血後，嗜中性白血球和巨噬細胞等促炎性細胞會聚集過來，修復受損的組織。然後，纖維母細胞開始移動，確保有位子後（細胞外基質，Extracellular Matrix），再刺激血管新生。血管新生時，微血管必定會延長。

面臨治療傷口這種緊急狀況時，微血管的生長速度也相當快。在老鼠實驗中，微血管二十四小時伸長了四百微米。通常一個細胞為十～二十微米，可見微血管生長了相當多。

人體受傷、發炎時，受損的微血管會誘發發炎反應，促使VEGF（血管內皮生長因子）等物質分泌。這些物質會促使舊血管製造心血管，因此細胞會開始分裂，形成新的微血管。

血管新生是微血管驚人的功能之一。然而，在癌症和活性氧過多的環境中，也會形成血管內皮細胞與壁細胞沒有黏著的不成熟微血管，這就是引發疾病的原因。

微血管會隨著年紀增長而減少，就某種意義而言是不可逆的現象。但是，因生活習慣而劣化的血管——也就是幽靈血管，若具備「血管延伸」的潛力，就可以獲得修復。

因此，必須有大量的血液輸送至幽靈化的微血管。

為了讓大量血液流動，讓乾淨的血液在有彈性的血管中順暢流動非常重要。也就是說，提高血液的品質、增加血管彈性、改善血液循環，讓大量的血液輸送至全身，運送氧氣和養分，微血管就會逐漸復活。我們應該促進血管內皮細胞之間的黏著，避免過多血液從血管外漏，強化血管。

同時，若由於Ang1分泌不足，導致血管內皮細胞與壁細胞的黏著度變差，也可以透過飲食，活化血管內皮細胞的Tie2基因。

我們應該提高血液品質、讓血管有彈性、改善血液循環，並攝取能活化Tie2基因的食材。

利用這些方法，就能讓幽靈血管復活、使（變成團狀）的微血管伸直、增加數量。而且，這些方法也可以預防血管幽靈化。具體方法我會在第五章進行介紹。

讓血液循環變順暢，就能防止血管幽靈化

想改善幽靈血管，必須讓血流變順暢。

雖然是試管實驗的數據，不過若在沒有血流的狀態下培養血管內皮細胞，血管內皮細胞之間的黏著會變得不牢固。然而，將血液送入後，血管內皮細胞就會迅速沿著血流排列，形成又直又整齊的黏附。

這是因為血管內皮細胞內有可以辨識血流的受體，當血液流入，訊號就會傳至細胞內，活化促使細胞黏著的因子。

也就是說，若血管內皮細胞之間僅隔著一點縫隙緊密黏著，血液的血漿成分就不會外漏，可以預防血管幽靈化。

血流順暢，可說是預防、改善幽靈血管的必要條件。

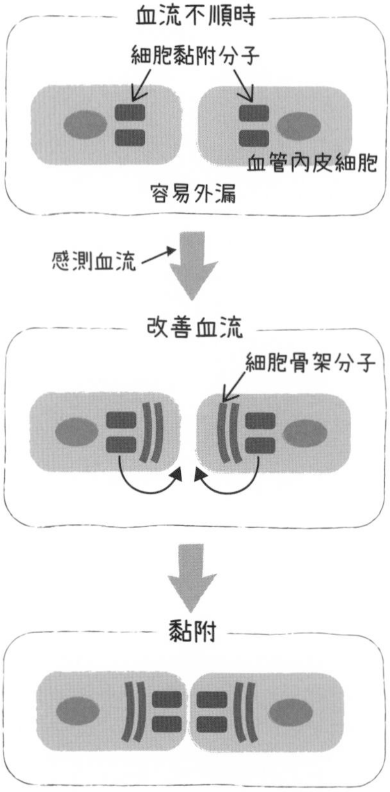

提升免疫力，就可以維持微血管健康

我們的身體中，有一個系統叫做「免疫系統」。這是防止外部細菌和病毒入侵人體的防禦系統。

免疫（後天）是由白血球中的淋巴球來進行，分為與外敵作戰的T細胞（T淋巴球）和製造攻擊外敵抗體的B細胞（B淋巴球）兩種。T細胞內有攻擊外敵、細胞性免疫反應相關的殺手T細胞，以及從巨噬細胞和樹突狀細胞獲得情報，向淋巴球下達命令的輔助T細胞。

血液成分中的白血球，會隨著血流巡邏全身。輔助T細胞不只存在於血管中，也存在於血管周圍並發揮其作用。同時，二〇一七年發表於《Nature》上的論文指出，少了輔助T細胞，就會形成不成熟的微血管（參考資料⑫）。

另外，先天免疫系統中的單核球巨噬細胞，會蒐集資訊來製造抗體。巨噬細胞會吞噬外敵，並透過T細胞把資訊傳遞給B細胞。其實，特定的巨噬細胞可作用於組織生成。也就是說，巨噬細胞是製造血管的必要細胞。

從這個事實看來，我們可以知道，免疫細胞本身與微血管的生成和功能維持有密切的關係。所以提升免疫力，也有助維持微血管的功能。

微血管也會受到自律神經的影響

末梢神經遍布人體全身，分為體幹神經和自律神經。

我們可以控制與運動功能相關的體幹神經，但控制不了自律神經。自律神經負責器官、內分泌腺及血管的神經運作。

自律神經又分為交感神經和副交感神經，會根據體內的狀況和外界的刺激，發揮煞車與加速的作用。

微血管也會受到自律神經的影響。當交感神經興奮，微血管與其上流的微動脈微血管前括約肌就會收縮。由於流入微血管的血流變少，血液就集中在身體的中心。末端微血管的血液量變少，即無法充分運送氧氣。壓力過大時，臉會變得毫無血色、身體會發冷的原因就在這裡。

當副交感神經處於優位，微血管前括約肌放鬆，血液會開始流到末梢的微血管。

長時間壓力過大或緊張，會導致交感神經處於優位狀態。這麼一來，血液就無法流到末梢的微血管，並且無法充分運輸氧氣和養分。長期下來，將會加速微血管幽靈化。為了讓血液可以流到末梢的微血管，我們必須適度活化副交感神經。因此，平時不要累積太多壓力、消除緊張感等，可以幫助自律神經恢復平衡。

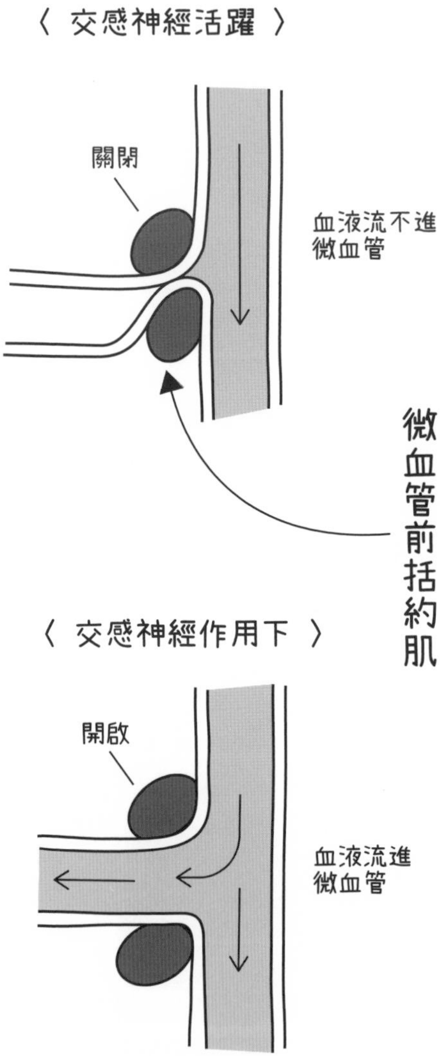
〈 交感神經活躍 〉
關閉
血液流不進
微血管
微血管前括約肌
〈 交感神經作用下 〉
開啟
血液流進
微血管

淋巴管是微血管的支援者

淋巴管是輔助微血管的器官。微血管會回收並排出水分，但若水分過多來不及處理，淋巴管就會幫忙處理多餘的水分。

淋巴管也會回收、排出微血管無法回收的脂肪。

淋巴管內的結構類似於靜脈，沒有靜水壓（流體在靜止狀態下所呈現的壓力）。淋巴管是利用心臟的幫浦功能來壓送液體。因此，在特定位置會有瓣膜防止液體逆流。淋巴管跟靜脈一樣，瓣膜的功能會隨年紀增長而衰退。

年紀大的人容易水腫的緣故就在這裡。富含脂肪的淋巴液逆流後，會囤積在小腿肌等部位。

淋巴管是微血管的小幫手。不要讓微血管太操，也可以預防淋巴管功能衰退。

在日常生活中養成按摩淋巴和運動的習慣，可以讓淋巴液流動順暢。

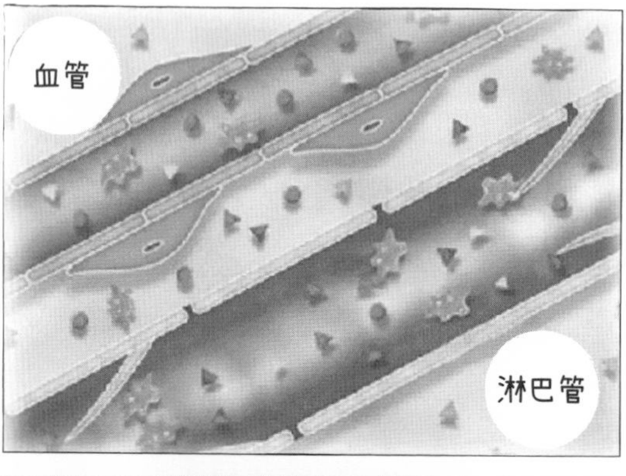

淋巴管和微血管一樣遍布全身。從微血管滲漏的多餘水分和脂肪，會由淋巴管回收。微血管雖然也會回收廢物和水分，但若微血管幽靈化，再加上淋巴管的功能隨著老化而變差，就會導致大量的廢物和水分滯留在體內。

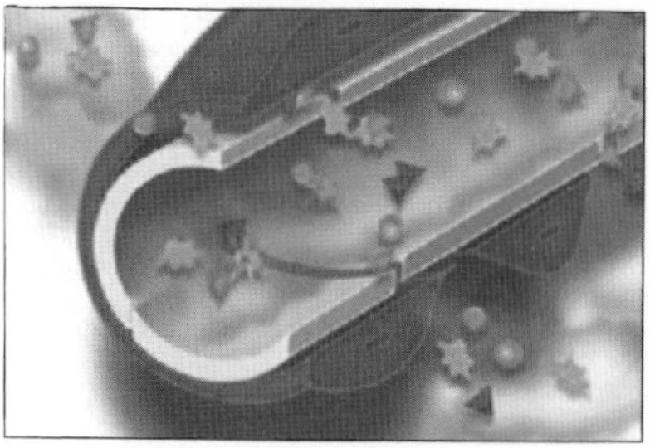

血管滲漏養分等物質。

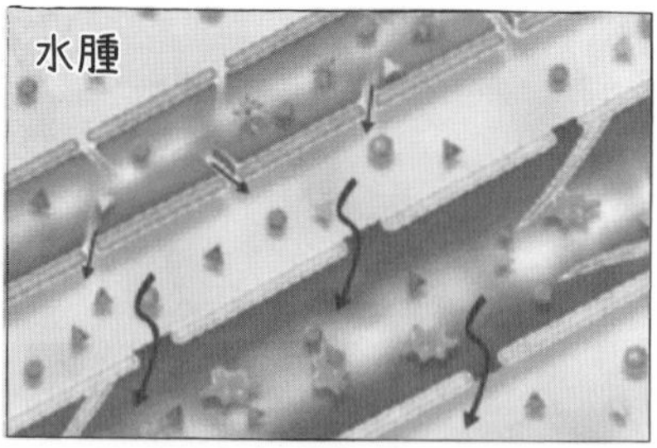

無法由淋巴管回收的廢物、水分，囤積在體內。

提供：櫻映畫社

column

@

高倉Lab

大腦會透過記憶修復損傷？

很久以前，我們就已經知道人體似乎有自我修復的能力。最近，研究也證實大腦的記憶與這項能力相關（參考資料⑬）。

當皮膚受傷，微血管和淋巴管會產生作用，促進血管新生。傷口好了之後，微血管和淋巴管自然也會功成身退。

若過一陣子之後，皮膚的相同部位再度受傷，淋巴管和微血管則會以更快的速度出現。

這是因為大腦「記得修復過傷口」。大腦透過這樣的記憶，分泌荷爾蒙，發送「盡速治療！」的訊號。

進行血管新生時，通常會用到VEGF這個生長因子。然而，若透過記憶進行修復，則完全用不到這個因子，而是由大腦分泌的荷爾蒙，直接向末梢組織下達指令。

由於腦是把傷口的修復記憶成一整組的流程，因此一旦面臨相同的狀況，就會立刻採用相同的流程進行修復。即使位置、症況不同，也會從記憶中找出類似的流程、下達指令，進行客製化的修復。

一般所說的「自我療癒能力」，或許也與大腦的記憶作業有關。人類或許會運用大腦的記憶力，在生病之前修復細胞、組織，讓身體恢復正常，也就是進行自我治癒。

從大腦記憶下達指令的是腦下垂體，這個部位與荷爾蒙息息相關。若能維持荷爾蒙的平衡，腦下垂體就可以發揮功能，利用大腦的記憶，治癒傷口。反過來講，若荷爾蒙失調，這些部位就無法充分發揮功能。當荷爾蒙隨著年紀增長而失調，或許就會形成容易生病的體內環境。

第五章

三十三招遠離幽靈血管

將這幾個簡單的養生方法變成生活習慣，提升血管的功能

在第四章中，我們從身體的機制說明了微血管的延伸。

雖然人過了四十歲之後，微血管就會開始減少，但是我們也可以藉由拉直彎曲、變成團狀的微血管，讓幽靈血管恢復成正常的血管。因此，在第五章中，我要介紹讓血管變健康的具體方法。

首先，為了防止血管幽靈化，我們必須提升血管的基本條件。哪些要素可以提升血管的基本條件？

——提高血液品質。

——「怎麼吃」也很重要。

Ⅲ增加血管的彈性。

Ⅳ維持自律神經的平衡。

Ⅴ改善血液循環。

Ⅵ鍛鍊下半身，改善血液循環

Ⅶ刺激血管。

Ⅷ深度睡眠，幫助血管修復。

Ⅸ活化Tie2基因。

我們的目標就是這九項。

｜提高血液品質

當血液因為醣質而增加黏稠度或膽固醇含量過高，就會對接收這些血液的血管造成損害。讓我們製造高品質的清澈血液，使血液在血管中順暢流動吧。

首先要注意的就是飲食。

吃什麼像什麼（You are what you eat.）。

日常飲食決定了一個人的健康狀態。媒體的連續報導帶動了一波波健康熱潮，「有益〇〇的食材」「讓人變〇〇的食物」等，充斥著各種資訊。也有很多健康食材受到高度關注，引起暫時性的大流行。

就科學來講，食材與藥物不同，我們並不容易掌握食材的營養效果及功效。人類無法靠單一食物生存，況且必須經過多年的研究，才能證實一種食物是否會致癌。還有體質和年齡等個體差異，也會帶來很大的影響。

即使是透過生化實驗證實具有功效的食材，我們也無法證實這些食材進入人體後，可以發揮什麼樣的效果。因此，就算是標榜有效果、有功效的食材，我也不建議各位大量攝取單一食材……。

方法① **飲食均衡**

預防幽靈血管的理想飲食，就是一般所謂的均衡飲食。因此我希望各位可以多攝取有助於提升血管力的食材。

●蛋白質

除了血液，蛋白質也是生成人體肌肉、骨骼、內臟、大腦、皮膚以及頭髮等部位的材料。請均衡攝取動物性蛋白質和植物性蛋白質。

富含蛋白質的食品……肉類、魚類、雞蛋、牛奶、乳製品、黃豆、黃豆製品等。

●脂肪

脂肪會在體內燃燒後變成能量來源。即使只有少量，也能產生大量的能量，是效率極佳的養分。過去，人們認為「脂肪＝肥胖」，但是近來已經改觀，認為適量攝取好油對身體是好的。

富含脂肪的食品……肉類、魚類、雞蛋、牛奶、奶油等乳製品，以及各種植物油。

●醣質

醣質──碳水化合物可以提供大腦和身體運作的能量。尤其大腦無法儲存能量來源，因此保持適當的攝取量非常重要。然而，若攝取過量，就會轉化為脂肪囤積在體內。

碳水化合物經過消化和分解後會轉化為葡萄糖。血液中的葡萄糖含量為「血糖值」。高血糖是導致血管老化的原因。一旦血管壁的蛋白質與葡萄糖結合，產生糖化現象後，就會造成血管內皮細胞受損。

控制血糖也是提升血管力的重要守則。

富含醣質的食物……碳水化合物——米飯、麵包、義大利麵、烏龍麵、塊莖類蔬菜。

糖類——砂糖、添加砂糖的零食、飲料以及水果。

●維生素

維生素是產生能量、保護身體的養分。也會輔助吸收與代謝其他養分。

【水溶性維生素】

・維生素B_1……消除疲勞的必要養分。分解碳水化合物、讓大腦運作的必要養分（豬肉、黃豆、紅鮭、鱈魚卵等）。

・維生素B_2……分解脂肪、產生能量，促進皮膚和頭髮生長，維持健康（青魚、肝臟、雞蛋、納豆）。

・維生素C……維持血管和骨骼健康，幫助膠原蛋白生成，促進肌膚健康，是幫助抗壓的必要維生素（檸檬、草莓、青椒、荷蘭芹、高麗菜等蔬菜）。

【脂溶性維生素】

・維生素A……促進身體成長。維持肌膚和黏膜正常運作，保護眼睛的健康（番茄、南瓜、胡蘿蔔、肝臟等）。

・維生素D……幫助鈣質吸收，維持骨骼和牙齒健康（鮭魚、鯖魚、鰻魚等魚類，以及菇類等）。

・維生素E……防止體內脂肪氧化，守護身體健康，也有助於預防動脈硬化（魚類、酪梨、堅果、鰻魚、鱈魚卵等）。

・維生素K……幫助血液凝固，防止鈣質沉積在血管中（納豆、紫蘇、荷蘭芹、茼蒿等）。

●礦物質

礦物質是維持、調節身體機能的必要養分，也是身體結構的一部分。

・鉀……存在於細胞液當中，可預防低血壓、腦中風，也可以增加骨質密度（海鮮、肉類、蔬菜、豆類、水果等）。

・鈣……鈣占體重的一～二％，有九十九％存在於骨骼和牙齒中，一％存在於血液和肌肉中（牛奶、小魚、海藻、黃豆、綠黃色蔬菜等）。

・鎂……構成骨骼和牙齒。儲存於骨骼中，可抑制神經興奮並穩定血壓（海鮮、蔬菜、豆類、堅果等）。

・磷……構成骨骼和牙齒，同時也存在於肌肉、大腦及神經等部位，可產生能量（海鮮、肉類、牛奶、乳製品、黃豆、黃豆製品等）。

・鐵……約有七十％存在於製造紅血球的血紅素中，約有二十五％儲存於肝臟（肝臟、海鮮、海藻、黃豆、綠黃色蔬菜等）。

・鋅……與蛋白質合成和DNA轉錄有關，也是與多項新陳代謝相關的礦物質（肉類、海藻、牡蠣、鰻魚等）。

●食物纖維

食物纖維可以增加糞便量，預防便祕，也可以幫助排出血液中的膽固醇，分解脂肪。近來，據說也有助於預防生活習慣病如糖尿病、肥胖、心肌梗塞等

（穀物、塊莖類蔬菜、豆類、蔬菜、水果、海藻、菇類等）。

這樣看下來，除了蛋白質、醣質及脂肪三大營養之外，還要均衡攝取促進這些養分發揮功能的維生素、礦物質以及食物纖維，才能提高血液的品質。

＝「怎麼吃」也很重要

吃什麼當然很重要，但若想要提升血管力，「怎麼吃」也是關鍵。

方法② 吃飯八分飽

每次吃飯都吃八分飽，怕胖則可以吃七分飽。若吃到太飽，多餘的脂肪就會囤積在體內，導致血管幽靈化。

方法③ 不要狂吃

進食後，通常空腹感會降低，取而代之的是飽足感。這種時候，腦內的飽食中樞會開始運作。不過，如果吃得太快，就有可能在飽食中樞作用前，攝取過量的卡路里。過量卡路里會導致肥胖，而且吃太快本身就有很大的風險。

另外，如果身體原本處於空腹狀態，但突然有食物進入，血糖也會迅速飆高。請盡量充分咀嚼，養成細嚼慢嚥的習慣。

方法④ 一次喝太多也很危險

一次攝取大量罐裝咖啡、運動飲料等含糖飲料真的非常危險。有些人為了健康著想，以果汁取代早餐，但這些果汁的含糖量其實超乎各位想像的高。若一定要喝，請慢慢地喝。

方法⑤ 少量多餐，攝取營養

請盡量分五～六次，逐量攝取一天所需的養分。或許各位的生活方式很難做到這樣，但維持血糖穩定是提升血管力的秘訣。

方法⑥ 控制醣類的攝取

最近，有越來越多中高年齡層的男性採取限醣減肥法。醣類（葡萄糖）是身體和大腦能源的原料。完全不攝取醣類，未免過於極端。雖然短時間限制醣類的攝取確實能有效減重，但是必須經過長年的身體變化，才能看出限醣飲食法的真正價值。

我們之所以要這麼緊張兮兮地限制醣類，或許是因為世界上充滿太多甜食和碳水化合物了。

相較於狩獵和農耕的時代，現代人可以輕易攝取到大量的醣類。但是現代人的運動量卻銳減，導致醣和脂肪囤積在體內。

即使不是特別熱愛甜食的人，在日常生活中，可能也不知不覺攝取了大量的醣類。在這樣的環境下，若不刻意控制，或許就無法限制醣類的攝取量。因此，限醣才會演變成一種飲食和減肥法。

的確，高血糖是幽靈血管的大敵。不過，若要讓腦部和身體運作，仍要適當攝取醣質。

‖增加血管的彈性

想讓血液順暢流到全身，血液本身的品質也很重要。成熟的血管是堅固且富有彈性的。讓我們來打造健康的血管吧。

「高血壓」是讓血管受損的原因之一。由於血管承受很大的壓力，因此血管本身就很脆弱，而受損的部位容易形成斑塊（plaque）。若血液持續流入狹窄的血管，不只血管，也會增加心臟的負擔。由於腎臟功能也會降低，因此會加速全身的老化。

再者，血壓大幅波動也會增加血管的負荷。所以穩定血壓，有助於預防幽靈血管。

想要改善高血壓、穩定血壓，必須控制飲食中的鹽分、消除壓力。

人若吃多外食和外賣（將熱食外帶回家裡吃），味覺會變遲鈍，口味會變重。化學調味料和過量的鹽分，讓健康如臨大敵。最好少用鹽巴和醬油，盡量吃清淡一些。日本厚生勞動省規定的每日鹽分攝取量，男性為八公克、女性為七公克。然而，如果只使用這些分量的鹽，或許會讓食物變得無味，令人失去飲食的快樂。

方法⑦ 運用食材的鮮味成分

「鮮味」是五種基本味道（酸、甜、鹹、苦、鮮味）之一。清淡卻仍保有美味的祕密，就在於鮮味。日本料理常使用昆布的肌苷酸（inosinic acid）以及柴魚的麩胺酸（glutamic acid）、乾香菇的鳥苷酸（guanylic acid）來提味，是非常健康的飲食。大家若有空，不妨花點時間熬煮高湯吧。

方法⑧ 好好用醋

醋有降血壓的功用。醋的醋酸會分泌腺乾B酸（adenosine），這個物質會擴張血管，因此可以降血壓。

近來，市面上有各種醋的商品，像是蘋果醋、梅醋、巴薩米可醋等不僅有益健康，也能增添料理的風味。

方法⑨ 選對好油

脂肪是人類的必要養分，可以製造三十七兆個細胞的細胞膜，輔助大腦功能，發揮重要的作用。攝取好脂肪，可以增加血管的彈性，預防動脈硬化。

構成脂肪的成分是脂肪酸。不飽和脂肪酸是產生能量和製造細胞膜的材料，所以不容易囤積在體內，也可以減少血液中多餘的中性脂肪。其中，Omega-3脂肪酸的α-亞麻油酸（α-linolenic acid）、EPA、DHA是現代人經常缺乏的脂肪酸。請透過亞麻仁油、紫蘇油、青魚等攝取Omega-3脂肪酸。

反過來講，不攝取有害身體的油也很重要。反式脂肪不用說，也要避開零食、麵包、速食中含有的「隱形油脂」。

方法⑩ 聰明使用香料

香料是消除食材腥味，增加料理香氣和辣味等滋味的調味料。香料不僅可以讓食物變得更美味，還能溫暖身體、增進食欲。日本自古以來常用的香料——薑、紫蘇、芥末等，對身體也很有助益。同時，使用薑黃和香菜等外國傳統的香料，也可以豐富料理的種類。

方法⑪ 攝取大量的鉀

減鹽的方法之一是多攝取鉀。

鉀是降血壓或不讓血壓上升的營養素。也就是說，鉀的作用與鹽的成分納剛好相反。

蔬菜、水果、肉類、魚類等，幾乎所有食材都含有鉀這個營養素。不過要注意的一點是，鉀是水溶性的營養素。涼拌蔬菜等先把蔬菜川燙再擠掉水分的料理方式會導致鉀大量流失。想要完整攝取食材中的鉀，就要連湯帶料一起吃下肚，或者煮火鍋也是不錯的選擇。當然，一定要控制鹽分。我建議搭配各種食材的風味，利用香料或柑橘類食物來調味。

Ⅳ 維持自律神經的平衡

就像我在第四章中說明過的，維持自律神經平衡可以預防血管的幽靈化，而且自律神經也會對血壓造成很大的影響。壓力太大導致交感神經處於優位狀態時，血壓也會跟著升高。副交感神經的活躍度，則會隨著年紀增長而減弱。

常常忙於工作和家務、情緒焦慮的人，必須特別留意交感神經和副交感神經的平衡。

方法⑫ 調整呼吸

腹式呼吸可以提升副交感神經的活躍度。從鼻子吸氣，利用腹壓吐氣。這麼做，橫膈膜會上下移動。由於橫膈膜有很多自律神經通過，因此可以藉由呼吸刺激橫膈膜。做法如下：

①坐在椅子上、雙腿微微張開，雙手放在膝蓋上，輕輕閉起眼睛。

②背部挺直，從鼻子吸氣五秒。感受到腹部隆起。

③緩緩從嘴巴吐氣，讓肚子凹下去。如果可以，吐氣的速度請放得比吸氣時更慢。

方法 12・調整呼吸

1

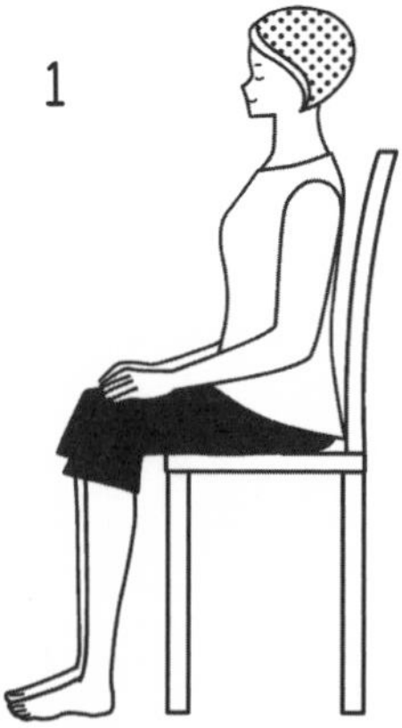

雙腿微微張開，
雙手放在膝蓋，
輕輕閉起眼睛。

2

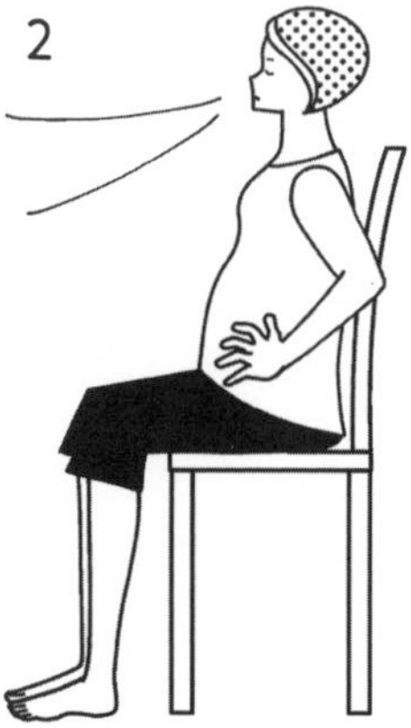

從鼻子吸氣五秒。

3

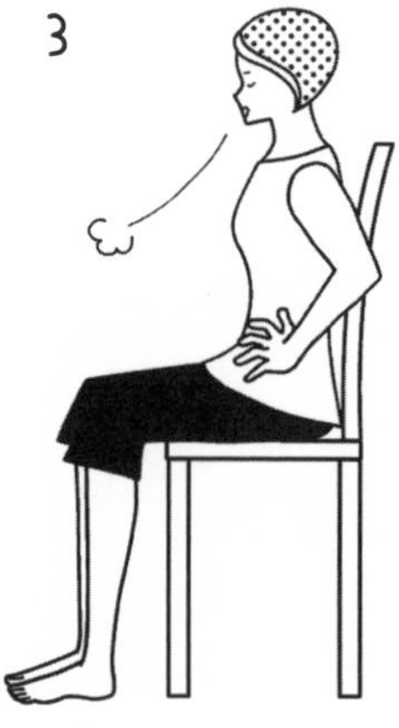

緩緩從嘴巴吐氣，
讓肚子凹下去。

④重複十～二十次①～③。

可以在休息時間、做家事的空檔、焦躁不安或專注力下降時做腹式呼吸。這樣可以讓心情恢復平靜，重拾動力。

方法⑬ 利用單鼻孔輪替呼吸法，活化副交感神經

呼吸與自律神經有很大的關係。我們通常會採取單邊鼻孔呼吸法，利用「交替性鼻塞」的生理現象，讓鼻腔的黏膜在自律神經的作用下，每二～三小時就輪流膨脹，藉此以預防鼻腔黏膜乾燥。

進行單鼻孔呼吸法，可以調整交感神經和副交感神經的平衡。用右鼻孔可以活化左腦（交感神經）、用左鼻孔吸呼可以活化右腦（副交感神經）。做法如下：

準備⇩右手拇指輕輕壓住右鼻孔、食指輕輕壓住左鼻孔。

①坐在椅子上，背部挺直，輕輕閉上眼。
②右手拇指輕輕壓住右鼻孔，食指離開左鼻孔，用左鼻孔吸氣六秒。
③食指壓住左鼻孔，在壓住雙邊鼻孔的狀態下，閉氣三秒。
④食指離開，用左鼻孔吐氣六秒。
⑤食指壓住左鼻孔，在壓住雙邊鼻孔的狀態下，閉氣三秒。
⑥食指不動，拇指放開，用右鼻孔吸氣六秒。
⑦拇指壓住右鼻孔，閉氣三秒。
⑧拇指放開，用右鼻孔吐氣六秒。
⑨用食指和拇指壓住兩邊鼻孔，閉氣三秒。
⑩重複十～二十次①～⑨。

單鼻孔呼吸法不只可以調節自律神經的平衡，也會影響血流。在鼻腔內產生一氧化氮，並通過鼻腔黏膜吸收。這麼做能促進血流，有助穩定血壓。

方法13・單鼻孔輪替呼吸法

1 背部挺直，
輕輕閉上眼。

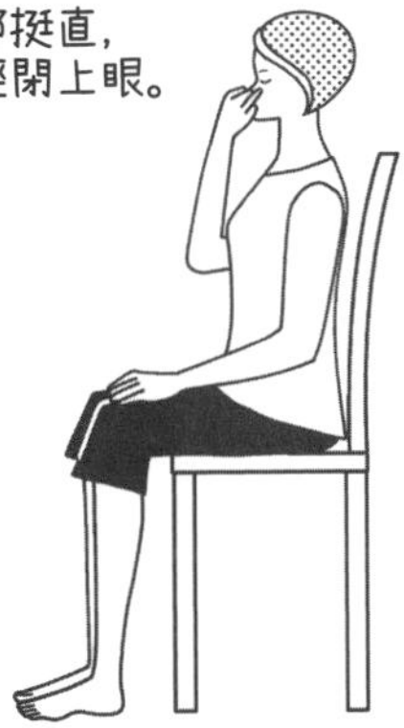

2

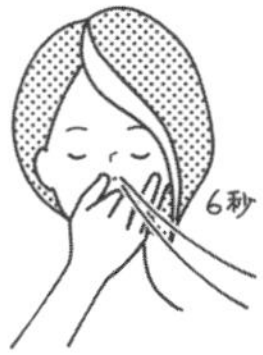

右手拇指輕輕壓住右鼻孔，食指離開左鼻孔，用左鼻孔吸氣6秒。

3

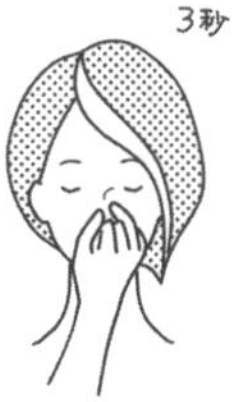

在壓住雙邊鼻孔的狀態下，閉氣3秒。

4

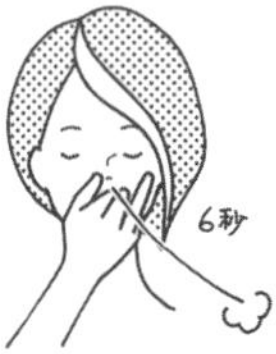

食指放開左鼻孔，用左鼻孔吐氣6秒。

5

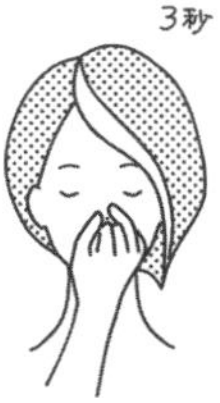

在壓住雙邊鼻孔的狀態下，閉氣3秒。

6

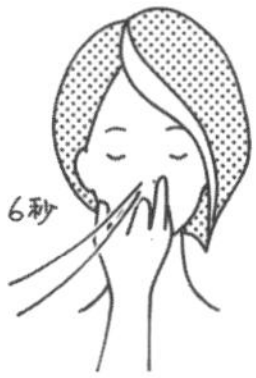

拇指放開右鼻孔，用右鼻孔吸氣6秒。

7

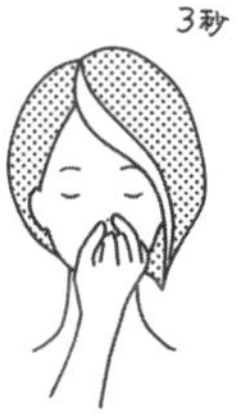

在壓住雙邊鼻孔的狀態下，閉氣3秒。

8

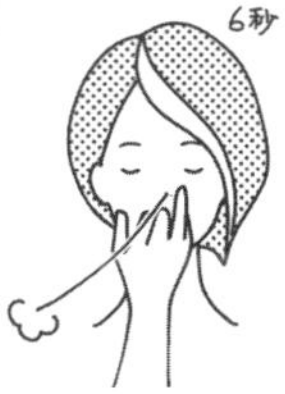

拇指放開右鼻孔，用右鼻孔吐氣6秒。

9

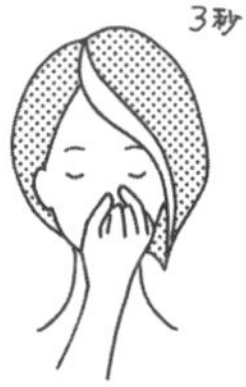

在壓住雙邊鼻孔的狀態下，閉氣3秒。

同時，單鼻孔呼吸也是一種平時的鼻孔呼吸訓練，可以改善睡眠障礙、打呼、鼻塞等症狀。

方法⑭ 放鬆泡澡

現代人由於忙碌，所以越來越多人即使在冬天，還是只用淋浴的方式洗澡。若想預防幽靈血管和活化副交感神經，我建議最好泡澡。

熱水和三溫暖可以活化交感神經。請讓身體舒服地泡在四十℃的溫水中，利用泡澡讓全身溫暖起來，只要泡十～十五分鐘的半身浴即可。光是這樣就可以促進血液循環，把汗逼出來。

添加有薰衣草等香草香氣的泡澡劑，或會產生大量泡泡的碳酸泡澡劑，則可以提高放鬆的效果。尤其，據說碳酸泡澡劑可以藉由泡泡的刺激來刺激微血管，分泌讓血管擴張的一氧化氮。

V 改善血液循環

除了提高血液品質、增加血管的彈性，我們還要增加血流。

就像我在第四章第一一〇頁所介紹的，改善血液循環，血管內皮細胞之間就會緊密結合。因此，血液的血漿成分不會外漏過多，就可以預防、改善血管的幽靈化。

雖然我們可以透過飲食和呼吸等方法調節體內環境，但想要改善血液循環，則要從體外給予刺激。

按摩血管、淋巴管並活動肌肉，可以刺激靜脈和微血管，改善全身的血液循環。

方法⑮ 養成運動習慣

平日沒有運動習慣的人，血管幽靈化的風險很高。

若想改善血液循環，我建議可以做有氧運動。持續做輕量負荷的有氧運動，主要可以鍛鍊到紅肌（慢縮肌）*。紅肌有很多微血管，因此可以抑制血液滯留、改善末梢循環。

養成運動習慣的好處之一，是可以更敏銳地感受到身體狀況的變化。每天固定做一樣的運動，就不會因為忙碌而忽略體力衰退、身體不適以及心理上的失衡等。

請每天運動二十分鐘以上，健走、踩飛輪、瑜珈、游泳等運動都可以。稍微流汗，表示運動量剛好。

雖然跑步和鐵人三項是很熱門的運動，但過量的有氧運動會產生活性氧。有不少人對「跑者的愉悅感」（runner's high）產生成癮，但是像這樣因為運動而損害健康，根本是本末倒置。適度運動才是維持健康的好方法。

方法⑯ 一天確實運動一次

每天運動一次，養成早上或晚上固定運動的習慣。

【暖身體操】

先稍微暖身一下。甩動手腳、拉拉筋、伸展阿基里斯腱、甩甩手臂、扭扭腰等，確認「今天的身體狀況」。

【跳躍】

原地跳躍約二十次。背部挺直、雙手向上舉。做這個動作的目的是刺激小腿肌，提升靜脈的幫浦功能。確實踮起腳尖，在跳躍的同時，特別留意小腿肌。

【健走】

挺直背部，邁開腳步，行走的時候，規律地擺動手肘。不要太隨興地走，要抱著運動的心態來健走，這一點非常重要。健走二十分鐘，達微微出汗的程度，即為適當的運動量。

*註：紅肌，人體的肌纖維可依顏色分為紅肌與白肌（快縮肌）兩類。

方法⑰「邊做事」，邊運動

工作和家務太忙，沒時間運動……，有這種困擾的人，我建議可以採取「邊做事邊運動」的方法。

坐在椅子上工作的時候，隨時注意背肌。若軀幹太弱，就無法長時間維持正確的姿勢。坐的時候留意丹田（肚臍下方）和背肌，就能慢慢把軀幹練強。以靈敏的步伐行走。背部挺直、邁開步伐。通勤途中盡量走樓梯。我另外建議可以提早一個車站下車，用走的去目的地。

逛街的時候，不要用推車，拿籃子就好。把東西放在兩個籃子提回家，就能訓練手臂的肌力。

打掃浴室、吸地、擦地板等，盡量以人力方式做家事。肚子和下半身用到力，就能鍛鍊肌肉。

方法⑱ 養成踮腳的習慣

踮腳尖這個動作可以有效預防幽靈血管。做法如下：

①雙腳併攏、站穩，慢慢踮起雙腳的腳尖，維持這樣的姿勢五秒。

②慢慢放下腳跟，數五秒。

③重複三十次。

做這個動作的目的和跳躍一樣，是要刺激小腿的肌肉，壓迫靜脈。讓隨著年紀增長而衰退的靜脈幫浦功能恢復，促進由下往上的血液循環。

方法⑲ 踮腳．應用篇

踮腳尖的動作只要有空就能做，因此很適合喜歡同時做兩件事的人。刷牙、吹頭髮、看電視的時候，想到就能做。我也建議可以在通勤的車上做踮腳的動作。

方法 18・養成踮腳的習慣

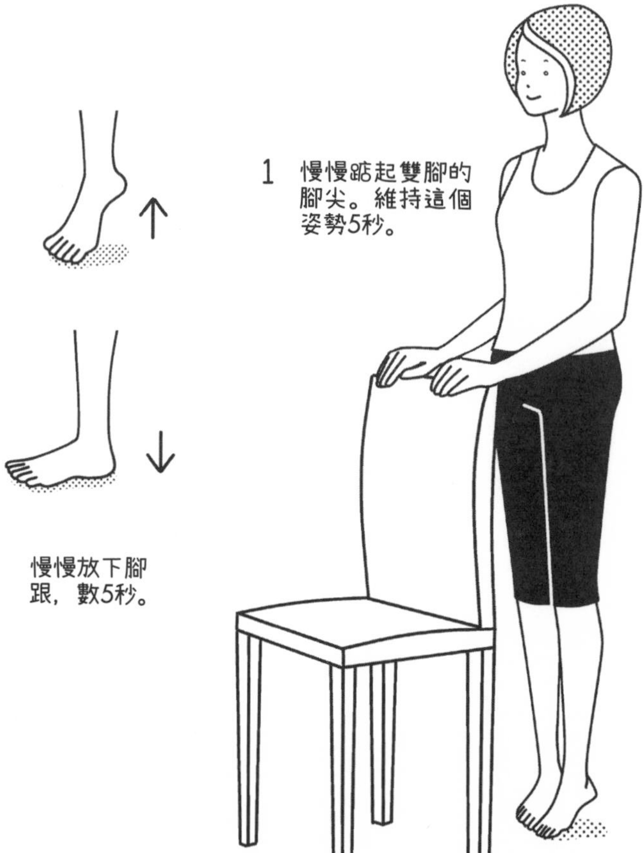
1 慢慢踮起雙腳的腳尖。維持這個姿勢5秒。
2 慢慢放下腳跟，數5秒。

VI 鍛鍊下半身，改善血液循環

股四頭肌（大腿前側的肌肉）屬於較大的肌群，鍛鍊起來的效率很好，因此我很推薦鍛練股四頭肌來促進血液循環，而且下半身的肌肉與髖關節、膝關節也密切相關，因此有助於維持老化骨頭和關節的功能運作。即使超過九十歲，還是可以鍛鍊肌肉。請各位一定要進行肌肉訓練！

方法⑳ 深蹲很有效

深蹲可以鍛鍊臀大肌到股四頭肌、大腿後側肌群以及小腿三頭肌，也就是可以一次練到大腿至膝下的肌肉，而且還可以促進雙腿的血液循環，預防水腫。

雖然這個動作可以有效地鍛鍊肌肉，但若腰部往前傾或反弓，就無法將負荷確實施加在肌肉上，會產生腰痛的風險。

請不要駝背，維持腰部的正確位置，小心鍛鍊筋肉。做法如下：

方法 20・深蹲

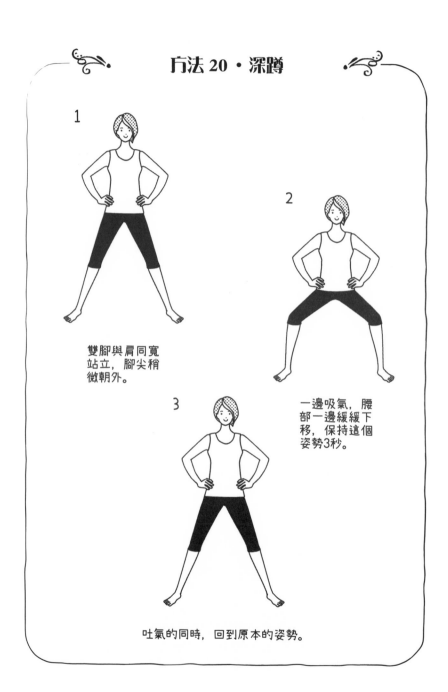

1

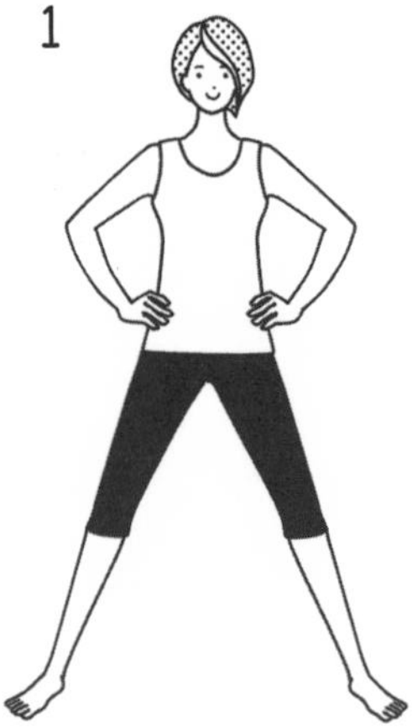

雙腳與肩同寬站立，腳尖稍微朝外。

2

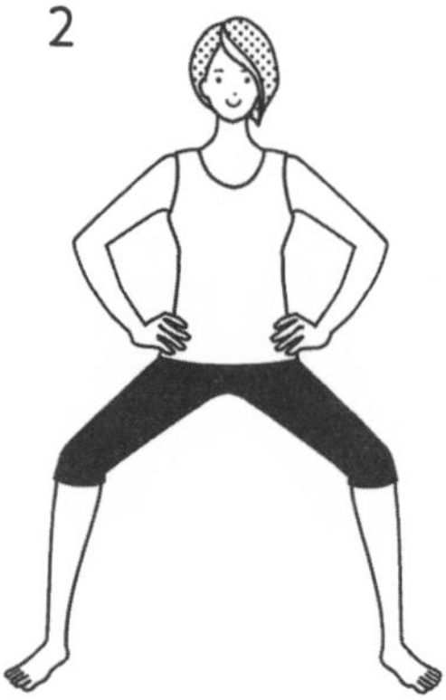

一邊吸氣，腰部一邊緩緩下移，保持這個姿勢3秒。

3

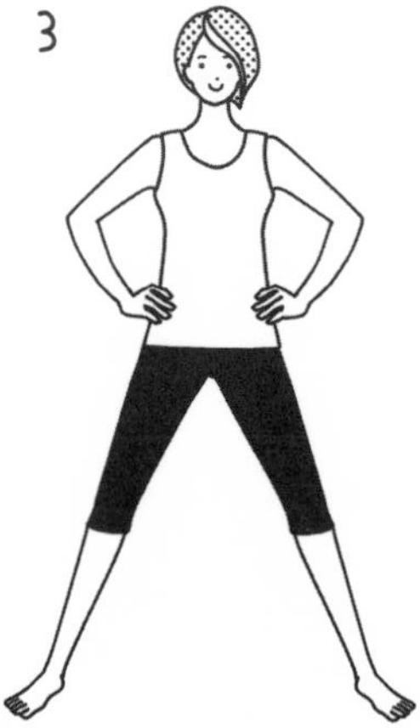

吐氣的同時，回到原本的姿勢。

①雙腳與肩同寬站立，腳尖稍微朝外。

②背部挺直，一邊吸氣，腰部一邊緩緩下移，直到大腿與地板平行。維持這個動作三秒。

③慢慢吐氣，回到原本的姿勢。

④重複十次①~③。

深蹲的訣竅在於，不要駝背、膝蓋前端不要超過腳尖。下移和恢復原本姿勢時，盡可能放慢速度，加深吸呼（這個動作會對膝蓋造成負荷，所以膝蓋覺得痛的時候，請停止深蹲）。

方法㉑ 做原地弓箭步，鍛鍊肌肉

原地弓箭步是美腿肌肉訓練「前弓步」的簡單版。由於是在固定腳步間距的狀態下進行這個動作，所以可以避免訓練時失去平衡，非常適合初學者。這個動作可以訓練大腿後側肌群、臀大肌及臀中肌。腳間距大一點，可以加強對大腿內側（大腿後側肌群）的刺激；若腳的間距變小，則可以加強臀部（臀大肌、臀中肌）的肌肉訓練。做法如下：

①雙腿前後張開。失去平衡的人，可以往側邊張開，恢復平衡（雙腳站在一直線上比較難保持平衡）。
②在保持平衡的狀態下，腰部緩緩下移，直到讓後腳的膝蓋碰到地板。
③腰部緩緩上移，回到原本的姿勢。
④重複①～③的動作十次。
⑤另一腳往前踏，做①～④的動作。

若膝蓋超過腳尖，就會對膝蓋造成很大的負荷，而且動作太快也會降低效果。放慢動作，感受肌肉受到訓練的感覺。

習慣這個動作之後，可以進階到【前弓步】。從站直的狀態，單腳往前踏

方法 21・做原地弓箭步，鍛鍊肌肉

1

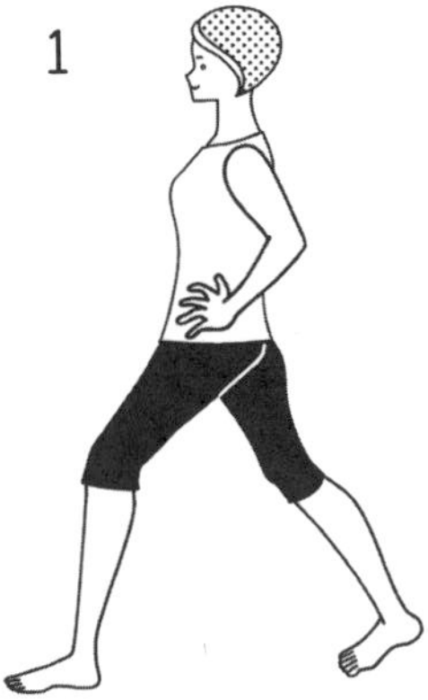

雙腿前後張開，
腰部緩緩下移。

2

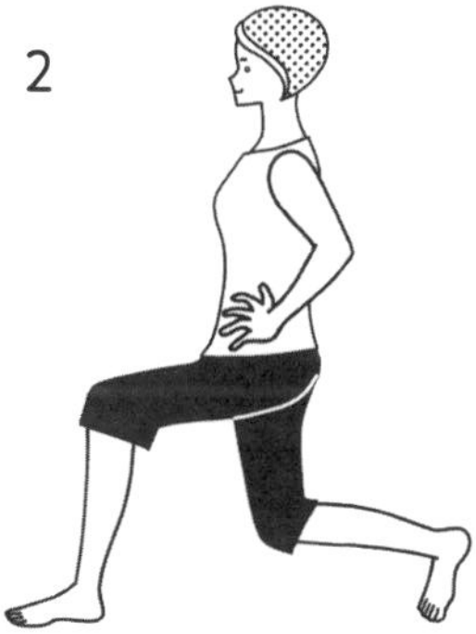

下蹲，直到後腳的
膝蓋碰到地板。

3

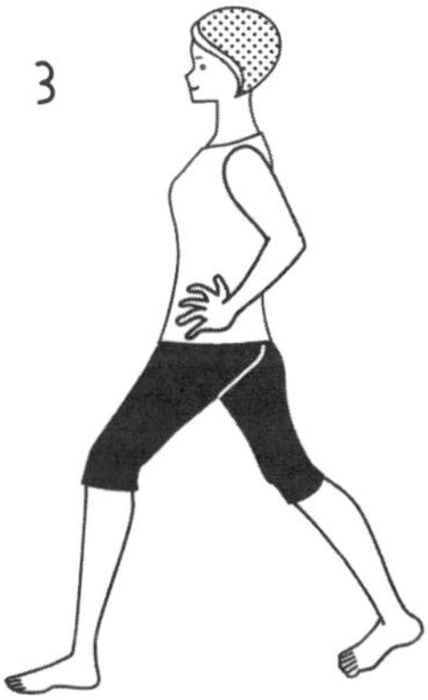

腰部緩緩上移，
回到原本的姿勢。

並下移腰部。

訓練肌肉時，施予適當的負荷（強度、次數）非常重要。若負荷過大，有可能會傷及關節。而且肌肉一旦習慣之後，同樣強度的負荷就會失去效果。注意自己的身體狀況和肌肉狀態，適時調整至適當的負荷量。

再者，進行訓練時，肌肉會在損傷、修復的過程中變強壯。若每天鍛鍊同一個部位，肌肉就沒有時間修復。同一個部位要每隔兩天訓練一次，每天訓練不同的部位。

Ⅶ 刺激血管

輕輕按摩血管，可以促進血液循環。接下來我要介紹的這套血管按摩法，是由曾任職於重井醫學研究所的妹尾左知丸教授所研發出來的。動脈沿著骨頭分布於深層的部位。在皮膚上沿著骨頭按摩，就可以刺激血管（動脈）。手掌貼在要按摩的部位，像是在皮膚與骨頭之間、骨頭與肌肉之間滑動一樣，如上下左右搖動般移動。

雖然說是按摩，但並不是揉捏、摩擦皮膚，而是以「滑動」的方式進行。

方法㉒ 按摩血管，刺激血管

前面說到的妹尾左知丸教授的「血管按摩法」，是針對全身的按摩法，包括臉、頸、胸部、背部、手部、腰部、腿部……等。

這次我要介紹的是與微血管關係特別深的按摩法，藉此刺激手臂和腿部的血管。

每天按摩一次，時間不拘。早上睡醒之後，不要立刻下床，稍微按摩一下，慢慢調整身體狀態再起床比較好。

【手臂按摩】

單手抓住另一隻手臂，針對骨頭在皮膚上上下左右滑動，刺激血管。

方法 22・按摩血管，刺激血管

〈腿部按摩〉

1　拉一拉、晃動每一根腳趾

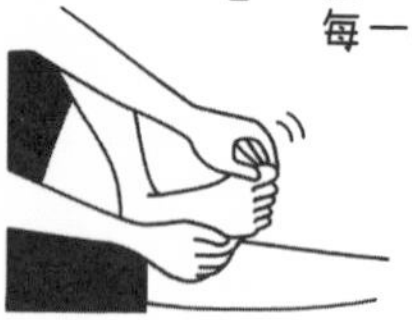

2　確實按壓腳底。

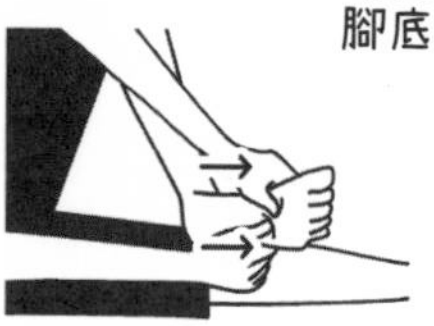

3　抓住腳踝，轉一轉。

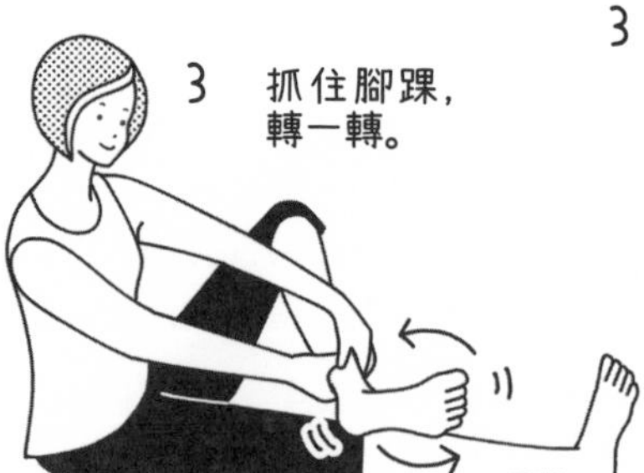

〈手臂按摩〉

1　手放在上手臂，針對骨頭滑動皮膚，進行按摩。

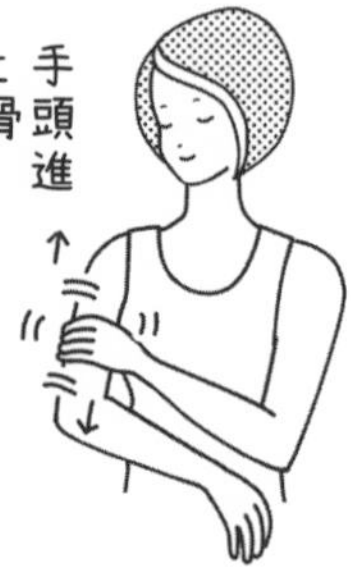

2　手放在下手臂，針對骨頭滑動皮膚，進行按摩。

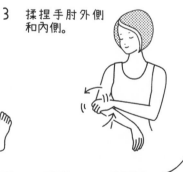

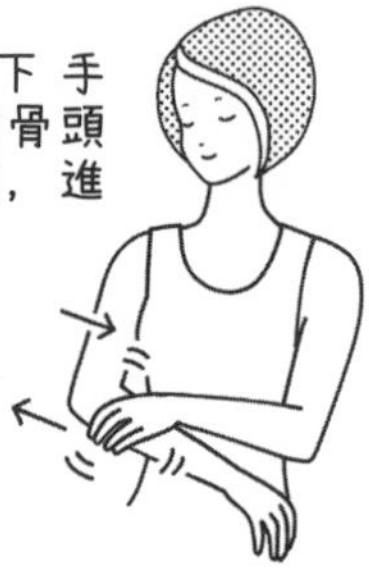

3　揉捏手肘外側和內側。

①左手放在右手臂的上臂，上下左右轉動。

②以同樣的手法按摩下手臂。

③仔細揉捏手肘外側和內側。

④照①～③的方式按摩左手臂。

【腿部按摩】

腳趾前端距離心臟最遠，是血液較難輸送到的部位。按摩腿部，可以改善虛冷症狀。

①拉一拉、晃動右腳的每一根腳趾，給予刺激。

②確實按壓右腳腳底。

③雙手抓住右腳的腳踝，轉一轉。

④照①～③的方式按摩左腳。

Ⅷ 深度睡眠，幫助血管修復

微血管會在我們晚上睡覺時進行修復和再生。睡眠中所分泌的生長荷爾蒙會修復無血管，促進新陳代謝。

睡眠不足會促發幽靈血管的形成，建議每天一定要睡滿六小時以上。

隨著年紀增長，睡眠時間可能會變短，也可能在半夜醒來。由於神經質會加重失眠問題，因此請調整生理時鐘，讓身體自然產生睡意。

方法㉓ 重設生理時鐘

人體多是白天活動，晚上休息，掌管這個生理規律的就是「生理時鐘」。生理時鐘與掌管體溫、血壓、心跳等功能的自律神經，以及荷爾蒙的分泌息息相關。

每天固定時間起床、睡覺，生理節律的振幅就會變大。如此一來，白天的活動力增加，夜晚的活動力降低，就能自然入睡。生理時鐘的周期約為二十五小時，地球每天的周期約二十四小時，因此人可以利用早晨曬太陽，重新設定每天的生理時鐘。

重新設定生理時鐘，不僅可以讓我們擁有高品質的深層睡眠，還能預防疾病和抗老。

①早起曬太陽。

②早上的陽光進入眼睛後，傳導到大腦的「視交叉上核」，生理時鐘就會重新設定。

③睡覺時分泌的褪黑激素停止分泌，身體轉入清醒的狀態。

④早上曬太陽後，約莫過十五小時後，褪黑激素就會開始分泌，因此自然會產生睏意。

方法㉔ 攝取褪黑激素的原料

想要大量分泌褪黑激素，當然要從飲食中攝取製造褪黑激素的原料。透過曬太陽，必需胺基酸之一的色胺酸，會在體內轉換成神經傳導物質血清素。

接著，大腦的松果體會進一步將血清素代謝成腦內荷爾蒙褪黑激素。褪黑激素在睡眠中的分泌量最多，降低深層體溫後，就能為我們帶來良好的睡眠品質。

大豆、堅果、肉類、蛋、奶製品都富含色胺酸。色胺酸→血清素→褪黑激素，這段過程需要時間生成轉換，因此早上攝取這類食物的效果比較好。

淺眠、不容易入睡的人，也可以試著重新調整飲食。

方法㉕ 晚上要特避免光線的刺激

光線的刺激是失眠的原因之一。白天明亮，夜間昏暗。想讓褪黑激素正常分泌，就要按這個規律生活。如果晚上也燈火通明，就會刺激交感神經。請盡量使用間接照明，避免室內過於明亮。

另外，手機和電腦的藍光也會讓人失去睡意，讓神經清醒。電磁波也會干擾褪黑激素的生成，因此睡前請避免收發電子郵件或打電動。

Ⅸ 活化Tie2基因

提升血液的品質，增加血管的彈性，並且改善血液循環，讓我們落實改善幽靈血管的方法，達成這三個目標。

微血管的壁細胞會分泌Ang1這種因子。Ang1會活化血管內皮細胞的Tie2基因，藉此誘導血管內皮細胞之間的黏著，最後讓壁細胞和內皮細胞黏著（參考資料⑭）。

Ang1的分泌量會隨著年紀增長而減少。而且若因為氧化壓力（oxidative stress）等各種原因造成壁細胞受損，就無法活化Tie2基因。內

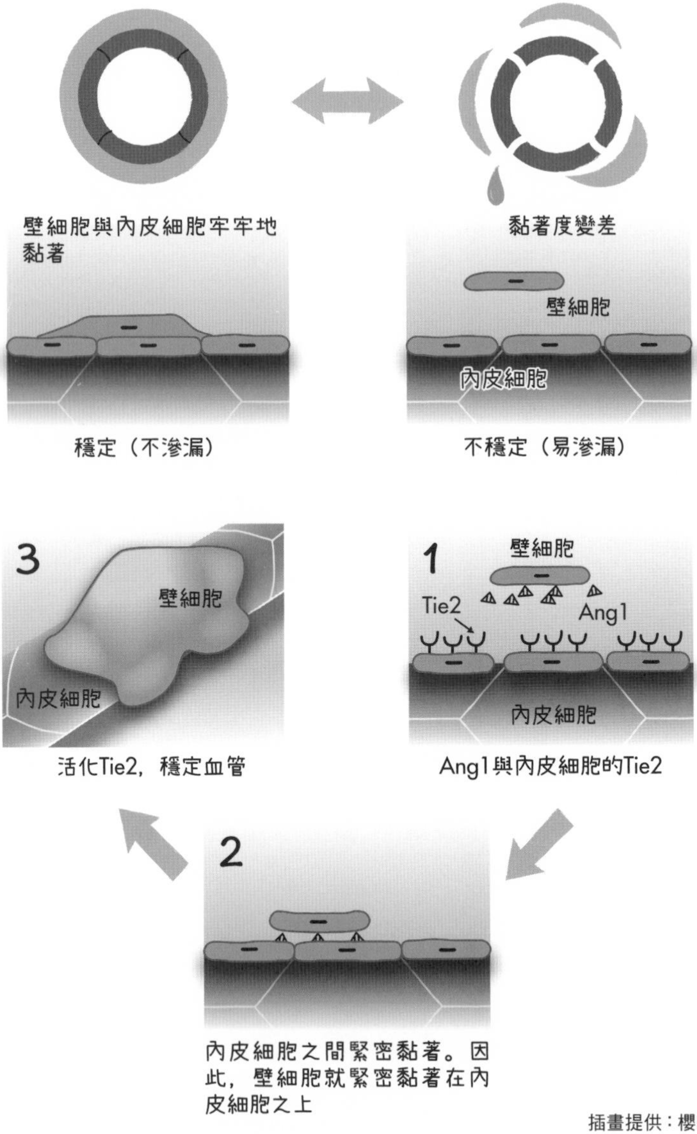
壁細胞與內皮細胞牢牢地黏著
黏著度變差
壁細胞
內皮細胞
穩定（不滲漏）
不穩定（易滲漏）
3
壁細胞
內皮細胞
活化Tie2，穩定血管
1
壁細胞
Tie2
Ang1
內皮細胞
Ang1與內皮細胞的Tie2
2
內皮細胞之間緊密黏著。因此，壁細胞就緊密黏著在內皮細胞之上

插畫提供：櫻映畫社

皮細胞與壁細胞之間的縫隙太大，使得內皮細胞之間的黏著度變差，就會導致血管內的成分滲漏太多。

這麼一來，氧氣和養分就無法輸送至全身，引發老化和疾病。

攝取能夠活化Tie2基因、具有Ang1功效的食物，就能活化Tie2。

方法㉖ 攝取肉桂

我與大型化妝品公司合作研究，希望從二百種以上的天然成分中，找到能夠活化Tie2的物質。最後，我們找到的是桂皮萃取物——肉桂（參考資料⑮）。

我在前面已經說過，減鹽之後，可以用香料來調味。肉桂也是一種香料，其甜味廣受喜愛，可添加在蛋糕、餅乾、咖啡或紅茶中，在日本也是日常可見的香料。

肉桂取自熱帶地區樟科常綠喬木的樹皮和樹幹，經由乾燥後製成。在東方

〈 微血管滲漏度 〉

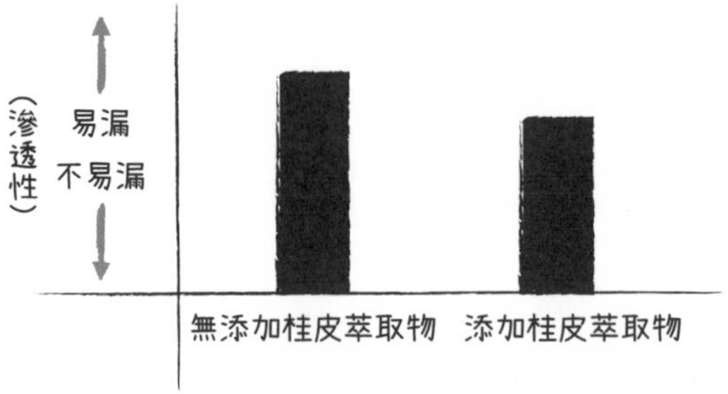

讓內皮細胞之間緊密黏著，預防血管滲漏

上圖顯示的是，食用添加桂皮（肉桂）與無添加桂皮時，「血管滲漏度」的差異。由此可看出肉桂可以加強內皮細胞之間的黏著度。

資料提供：資生堂調查中心

稱為「桂皮」，中藥的藥方也會用到肉桂。日本肉桂也是肉桂的一種，但是日本肉桂是用植物根部製成，而且土壤也會影響香氣和成分。

斯里蘭卡產的「錫蘭肉桂」（Ceylon cinnamon），質地細密、香氣高雅。歐洲所說的「中國肉桂」（cassia），特色則是香氣馥郁。

肉桂幾乎不帶有甜味，反而微苦。雖然獨特的香氣常常撲鼻而來，但其中含有的「β丁香樹脂醇」（β syringaresinol），具有活化Tie2的功效。

此外，肉桂也含有可以促進胰島素分泌的原花青素（proanthocyanidin）、調整體內過多鈉的鉀，以及抗氧化力很高的多酚成分香豆素和肉桂酸。

肉桂除了可以活化Tie2基因，還有很多有益健康的功效。雖然日常生活中可以經常攝取，但也有報告指出，大量攝取肉桂會對肝功能造成副作用。肉桂的每日攝取量為六〇〇毫克左右。請一定要遵守這個標準量。

另外，孕婦、有肝臟疾病的患者，若對肉桂出現過敏症狀，請停止食用。

方法㉗ 用肉桂和薑，改善血管狀態

有報告指出，攝取肉桂二～三小時之後，就能防止血管滲透過量。肉桂具有即效性的成分，因此平時就能經常食用。購買市面上的肉桂粉，撒一些在飲料上，就能變出一杯肉桂飲料。

薑含有薑辣素、薑烯酚等辛辣成分，這些成分可以擴張血管，促進一氧化氮分泌。利用薑和肉桂做出「薑汁肉桂茶」，調整血液和血管的狀態吧。

同時，我也建議在紅酒中加入蘋果薄片和肉桂，煮出一杯「肉桂熱紅酒」。

紅酒的多酚具有抗氧化的作用，所以可說是抗老聖品。

方法㉘ 用肉桂和香蕉做一道簡單的甜點

蛋糕和麵包中也經常添加肉桂。不過，我們最好減少醣質的攝取。因此，我推薦一道用香蕉和肉桂就能做出來的簡單點心。香蕉富含鉀，有助身體排出多餘的鈉，也含有褪黑激素的原料色胺酸。只要在香蕉上撒肉桂粉，就能完成這道甜點。此外，還可以把肉桂加在優格中，輕輕鬆鬆享用美味甜點。

方法㉙ 在料理中添加肉桂

肉桂甜蜜的香氣和異國料理非常搭，例如可以將肉桂加入多種香料烹煮而成的咖哩中。咖哩中的薑黃、孜然、蒜頭擁有強大的抗氧化作用。還有薑也能夠增加體內的一氧化氮。我們可以在料理中使用肉桂和具有各種功效的香料，以活化Ｔｉｅ２基因。

而且肉桂也是與肉類料理很對味的香料。沙嗲料理可以用肉桂粉、燉煮料理則可以用肉桂棒。讓我們用肉桂讓料理變得更多樣，身體變得更健康吧。

方法㉚ 備受矚目的食材蓽拔（Piper longum）

「蓽拔（印度長胡椒）」有助於活化Ｔｉｅ２基因，是近來人氣水漲船高的食材。各位或許沒聽過這個食材，這是分布於東南亞的胡椒科植物，英語稱為long pepper（長胡椒）。

蓽拔是將蓽拔果實乾燥後的香料，日本沖繩也有生產這種香料，常會用於料理中。自古以來，在印度的傳統醫學阿育吠陀（ayurveda）和中藥裡，都可以看到蓽拔的身影。

蓽拔也含有活化Ｔｉｅ２的成分，所以可以穩定微血管的結構，預防血管滲漏（參考資料⑯）。

而且蓽拔含有胡椒鹼這個辛辣成分，具有增加體內一氧化氮的功效。

蓽拔原本被視為沖繩料理的專屬香料，但近來因為含有活化Ｔｉｅ２基因的成分，所以在超市的香料區經常可以發現它的蹤跡。

而且蓽拔還有降血壓、改善末梢循環的功效，因此現在也會將之添加在茶飲和健康食品中。

●腿部浮腫減緩程度測試

我們的研究團隊做了一個測試，在玻璃容器中注入溫水，讓受試者把膝蓋骨中心點以下浸泡在容器中，將增加的水位與底面積的乘積當作小腿的體積，早晚在相同條件下測量小腿體積。

研究結果證實，攝取蓽拔可以縮小小腿體積早晚的變化量（浮腫程度）。

〈活化Tie2作用〉

透過活化Tie2，可以穩定血管和淋巴管的結構，預防血管和淋巴管老化。

（作者參與的共同研究）

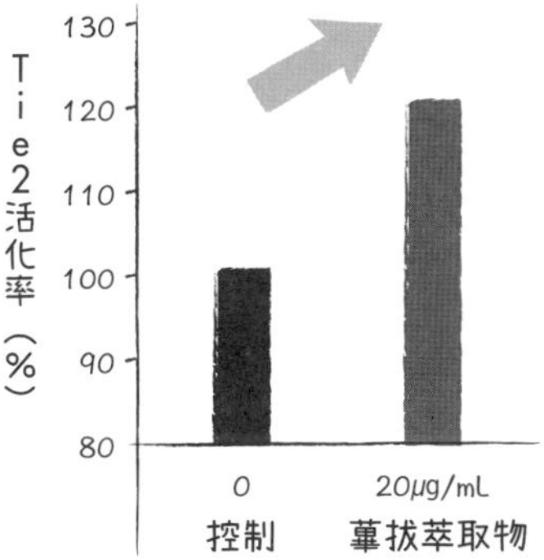

〈促進一氧化氮合成酶（eNOS）的生成和活化作用〉

一氧化氮是利用eNOS（NO合成酵素）所合成的，具有調節血流量和擴張血管的重要的功能。

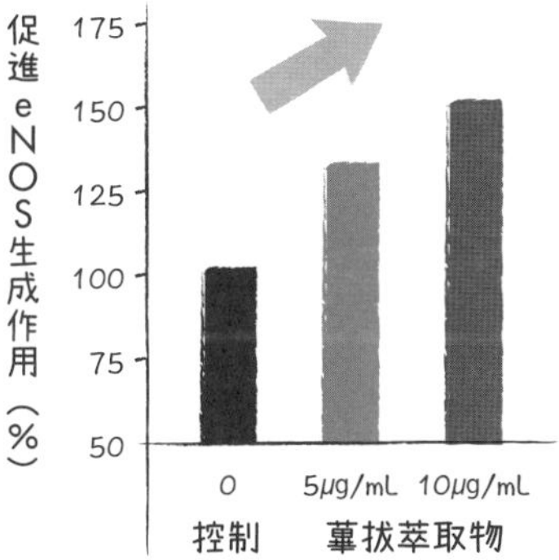

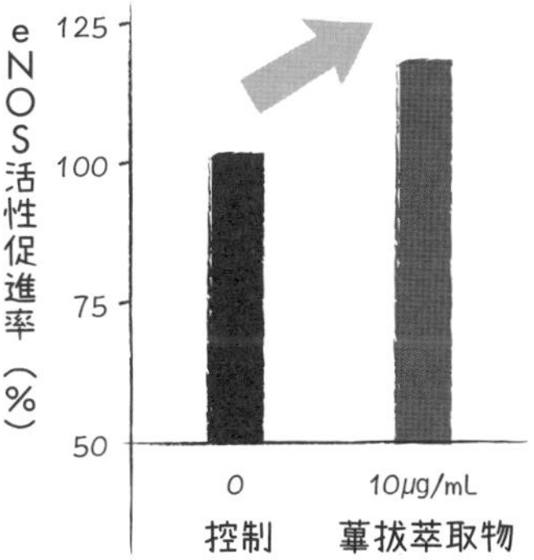

資料提供：丸善製藥（股份有限公司）

方法㉛ 在料理中添加蓽拔

蓽拔屬於胡椒科的香料。它不像肉桂，適合添加在甜點或甜飲中，反而跟胡椒一樣，可以用在各種料理中，煮麵、煮湯、炒菜或燉東西都很適合。調味時，試著用蓽拔取代鹽分和醬油吧。

方法㉜ 攝取春季山菜．五加木

五加木是遍布日本全國的野生山菜。五加木和刺嫩芽、土當歸一樣，都是五加科植物的嫩芽。據說五加木原產於中國，被當作藥物傳進日本。如今我們已經知道，五加木也含有活化Ｔｉｅ2的成分。

它跟其他春季山菜一樣，具有澀味、苦味及獨特的香氣，即使川燙過，還是無法去除這些味道。日本山形縣米澤市從戰國時代開始，就會在籬笆栽種五加木來食用。

米澤藩第九代藩主上杉鷹山，是江戶時代屈指可數的明君之一，他在面臨廢藩之際，成功改革了米澤藩。

西元一七八二～一七八八年間，日本發生了天明大饑荒，導致東北地方有無數民眾餓死，在這樣的困境中，上杉鷹山獎勵武士和農民力行節儉，並致力於發送救難食品。

他獎勵民眾在籬笆種植可以供緊急時期食用的五加木。天明三年（一七八三年）發行的《飯糧集》（飯粮集）中就記載道：「五加木氣味辛溫無毒，葉可食用」等。

或許是基於這樣的歷史背景，山形縣的五加木產量很高，每年三～五月，市場上就可以看到很多當季的新芽。而且近年來生產者也研發出在每年五～八月採收嫩枝的新技術，並將採收後的嫩枝命名為「新梢」上市。

五加木有山菜獨特的苦味，適合拿來做拌菜、涼拌或天婦羅。把用鹽川燙過的五加木切碎，拌入熱飯中的「五加木飯」更是米澤市的傳統美食。大家不妨在當季的時候，試試看這道料理吧。

方法㉝ 飲用南非國寶茶

「南非國寶茶」是高人氣的健康茶飲，也含有活化Ｔｉｅ２的成分。南非國寶茶的原料是一種紅色灌木，是生長在南非塞德堡山區（Cedarberg）上的野生蝶形花亞科植物。

將這種紅色灌木的葉子乾燥後就變成了南非國寶茶。茶的顏色偏紅，不含咖啡因，只含些微丹寧，淡淡的甜味是國寶茶的特色。國寶茶沒有澀味，風味令人回味無窮，由於有助於活化Ｔｉｅ２，因此適合天天喝。

前面介紹了幾種可以活化Ｔｉｅ２的食物。其實，我們對於Ｔｉｅ２還有很多不了解的地方。另外像是肉桂含有的β丁香樹脂醇、華拔中的胡椒鹼以及南非國寶查的黃酮素等，各類成分也還有很多值得深入探討的部分。

這些食材的共通點是香氣。每一種食材的香氣都很強烈、獨特。

目前來講，我們認為可以活化Ｔｉｅ２的成分，可以直接刺激微血管的血管內皮細胞，但或許這些成分也會影響壁細胞。

關於這部分有許多的假設，例如有些研究人員認為，關鍵很可能就在香氣，香氣的分子會刺激腦下垂體，讓荷爾蒙分泌，影響微血管的壁細胞等。

無論如何，未來不只要找出能活化Ｔｉｅ２的成分，也很可能透過研究發現新事實，了解這類成分的運作機制。

目前，有很多研究機構和企業都投入研究Ｔｉｅ２的活化成分。這些研究是否又會發現什麼新食材？令人相當期待。

在這一章，我介紹了「預防幽靈血管的三十三個方法」。

各位當然不必全部做到。請先選擇自己可以做到且需要的方法執行，一步一步慢慢來。

重點在於持之以恆。就算只執行其中一個方法，只要持續一、兩個月，身體就會有所變化。先從感受身體的變化開始做起吧。

傾聽身體的聲音，慢慢加入新的方法。

持續在生活中融入這些小改變，就能改善血液品質、增加血管彈性，並且改善血液循環。

在日常生活中攝取能夠活化Ｔｉｅ２的食物，就能改善微血管的狀態。讓體內產生良性循環，是預防幽靈血管的妙招。

解鎖幽靈血管的Q&A

最後，我整理出和病患面談時經常被問到的一些問題。敬請參考。

Q 幽靈血管有哪些自覺症狀嗎？

A 我們常常以為身體出現的一些變化和退化是因為「年紀大了」，但其實這些都跟幽靈血管有關。就外表來講，可能會出現水腫、黑斑和皺紋變多，或者髮量變少等。這些老化所帶來的外表變化，其實原因出在幽靈化的血管。

體力變差、身體各種功能衰退等，也可以說是幽靈血管造成的器官功能障礙。

例如，爬樓梯會喘不過氣（肺）、走太久會累（廢物堆積在肌肉）、手腳麻痺（末梢神經）、酒量變差（肝臟）、經常便祕（腸子蠕動緩慢）、虛冷（自律神經失衡）、眼睛疲勞（許萊姆氏管）等，這些變化經常被認為是年紀大了的關係，但是也可以說是血管幽靈化造成的。

Q 微血管的「血管內皮細胞滲漏過量」與幽靈血管有關，但是，「滲漏過量」會產生疼痛和異樣感嗎？

A 我們不會感覺到血管有滲漏，也不會有痛感或不適。不過，若因為血管幽靈化導致乳酸無法排出，囤積在牽動骨骼的肌肉中，就會感到疼痛。同時，如果血管內皮細胞滲漏太多血液成分，就會活化巨噬細胞。這樣會導致肥胖細胞釋放組織胺，刺激知覺神經，令人產生不適（刺癢）。

Q 可以到一般醫院檢測血管有沒有幽靈化嗎？

A 檢測微血管的機器尚未普及化。在日本，有些專門販售中藥和健康食品的藥局，會擺放「微血管顯微鏡」。另外，有些在整型外科下設有美容諮詢門診的醫院，或者專門治療更年期的醫院等，也會引進微血管顯微鏡。

目前，有些人會透過健康診斷和健檢，由檢驗師替自己長年觀察微血管的變化。由於目前醫界也在研究自動檢測微血管狀態的方法，若檢測方法能被廣泛應用，就會有越來越多醫療機構可以檢測微血管。相關技術的發展令人期待。

Q 貧血與幽靈血管有關嗎？

A 缺乏製造血紅素的材料鐵會引起「缺鐵性貧血」，如此一來會導致腸道吸收鐵的功能變差。

這原因就出在幽靈血管。而且血液是在骨頭中製造，若骨髓的微血管狀態不好，造血能力變差，就會缺乏紅血球，引起貧血。

Q 我正在治療骨質疏鬆症，可以持續服用現在的藥，並執行本書的方法嗎？

A 本書介紹的食品並非藥物，因此可以和藥物同時攝取，不過還是要稍微留意營養品等保健食品。一般而言，服用藥物的時候，若攝取過量的保健食品，將可能影響藥物在腸道的吸收。因此，最好避免同時服用保健食品和藥物。請在服藥的間隔空檔攝取保健食品。另外，骨質疏鬆症的患者也不適合做激烈的運動。請利用本書介紹的血管按摩法等溫和的方式，刺激微血管。

Q 低血壓與幽靈血管有關嗎？

A 當微血管幽靈化、末梢循環（血液流動）變差，就會導致高血壓，高血壓則會對血管內皮細胞造成物理性的障礙。反之，若血壓極低，血液循環變差，血管內皮細胞之間的黏著會變弱，導致微血管容易滲漏。

Q 我因為生活習患病等疾病吃了很多年的藥，但是效果不彰，兇手也是幽靈血管嗎？

A 若血管滲漏過多，水分就會囤積在組織中。把水灑在沙坑中，水會立刻被吸收到沙子，但如果是已經積水的沙坑，灑下去的水就會繼續留在水坑中，不會被沙子吸收。同樣的道理，若組織泡水，當血管中的壓力和組織中的壓力一樣，藥物就很難從血管進入組織。

若血液循環變好，藥物或許就可以發揮功效。

Q 全身微血管的幽靈化歷程是一樣的嗎？

A 雖然微血管的細胞有壽命也會老化，但血液內的環境因子（血糖值、膽固醇、血液循環）也會導致微血管幽靈化。由此可知，全身血管老化的歷程是一樣的。不過，肺部微血管壁細胞的黏著，原本就較少且較差，因此更容易受影響。

Q 基因與幽靈血管有關嗎？

A 到底是基因還是環境引起疾病或體質變化？這個課題是很多研究的主題。雙胞胎的研究也是其中之一。有報告指出，即使是具有相同基因結構的同卵雙胞胎，不同的生活環境（飲食和生活習慣不同）或抽菸習慣，都會導致外貌出現天差地別。我們可以從這個研究事實推測，生活習慣和環境對體質的影響應該比基因更大。血管幽靈化，主要也是各種不良的生活習慣所造成。

Q 可以透過失智檢查，檢測出幽靈血管嗎？

A 目前沒有什麼針對失智症的檢查可以檢測出幽靈血管。有些患者是透過腦部MRI攝影發現了腦白質病變，而他們的腦部也疑似出現微循環障礙。建議可以在進行動脈瘤檢查等腦部檢查時，請醫師看看腦白質有無病變。

Q 年輕型失智症是否與幽靈血管有關？

A 若年輕型失智症是由於腦血管收縮症候群所引起的，則誘因有可能是血管幽靈化，不過就這一部分，我們還不了解詳細狀況。

Q 可以活化Ｔｉｅ2的食材——肉桂、蓽拔、五加木、南非國寶茶，每一種的效果都一樣嗎？

A 各種食材不只有活化Ｔｉｅ2的成分，也含有其他物質。這些食材各有特色，但都可以活化Ｔｉｅ2，只要這麼想就好了。

Q 攝取活化Tie2的食材，多久才會出現效果？

A 我曾經吃一～兩週，就感覺到食材的效果。除了飲食，也要透過運動促進血液循環，增強肌肉力量，維持微血管結構的健康。

Q 肉桂、蓽拔、五加木、南非國寶茶，要攝取多少量才足夠？

A 透過試管實驗，我們從Tie2的活性濃度算出大約每天一次、每次攝取六〇〇毫克的肉桂即可。從試管實驗和讓人服用的經驗來講，蓽拔是每天一次、每次攝取幾十～三〇〇毫克左右。

國寶茶則因為是用沖泡的方式，會影響攝取量（濃度），所以較難抓出標準量。我建議飯後喝茶時，可以用國寶茶取代綠茶或紅茶。

至於五加木，因為才剛進入初步的分析，所以無法提供數據，不過五加木活化Ｔｉｅ２的主要成分和肉桂一樣，所以應該可以參考肉桂的標準量。

Q 有可以活化Tie2的藥嗎？

A 目前有很多製造廠商都在研發可以誘導Ｔｉｅ２活化的藥物。其中，加拿大藥廠的目標是在幾年後針對「急性呼吸窘迫症候群（ＡＲＤＳ）」進行臨床試驗，這是一種由於肺部血管受損，滲透性（外漏）變高導致呼吸功能衰竭、致死的疾病。我們也期待其他領域可以研發出誘導Ｔｉｅ２活化的藥物。

結語

我在高中的時候就決心投入醫界，而讓我萌生這個想法的是達文西。達文西身為文藝復興時代的寵兒，他在《達文西筆記》（*The Notebooks of Leonardo Da Vinci*）中寫道：「除了科學，能夠豐富我們藝術想像的還有『生物解剖學』」。這句話深深啟發了我。

達文西論述了解剖學的重要性，並且留下大量的人體解剖手稿。他以極精細的手法描繪骨骼和肌肉，不過我最感興趣的部分是「血管」。我不清楚十六世紀的時候是否已經出現動脈、靜脈的概念，然而，他卻能栩栩如生地畫出遍布於體內的血管。我想他在描繪人物的時候，是基於骨骼、肌肉以及血管的流動樣態，來表現「肉體」。

然而，在他那個時代，顯微鏡尚未發明，因此無法用肉眼看到微血管。如果他看過微血管的樣子，會對他的人物畫帶來什麼樣的變化？光是想像，就令人雀躍不已。

活在現代的我們，除了肉眼可見的動脈和靜脈等血管，也了解到微血管遍布人類體內，負責輸送氧氣和養分給細胞和組織。同時，我們也已經證實微血管具備穩定體內環境的重要功能。

醫學和生理學的進步，大幅延長了人類的壽命。然而，拉長健康壽命，才是醫學真正的貢獻。

未來，我們會更需要重視微血管、讓想像力奔馳的「藝術醫療」。我期待本書可以發揮影響力，促進生物醫學立基於微血管持續發展。

高倉伸幸

參考資料

① Montagna W 等人、J Invest Dermatol. 1979;73:47-53.
② Li L 等人、Arch Dermatol Res. 2006;297:412-416.
③ Wakabayashi T 等人 Cell Stem Cell. 2018;22:384-397
④ Hasegawa Y 等人、Circulation. 2012;125:1122-1133.
⑤ Zgraggen S 等人 J Allergy (Cairo). 2013;2013:672381.
⑥ Folkman J、Nat Med. 1995;1:27-31.
⑦ Kusumbe AP 等人、Nature. 2014;507:323-328.
⑧ Kim J 等人 J Clin Invest. 2017;127:3877-3896.
⑨ Bell RD 等人、Neuron. 2010;68:409-427.
⑩ Takara K 等人、Cell Rep. 2017;20:2072-2086.
⑪ Kajiya K 等人、J Derm Sci 2018;92 :3-9.
⑫ Tian L 等人、Nature. 2017;544:250-254
⑬ Chen Y 等人、Inflamm Allergy Drug Targets. 2014;13:177-190.
⑭ Augustin HG 等人、Nat Rev Mol Cell Biol. 2009;10:165-77.
⑮ 澤根美加等人、日本化妝品技術者協會誌 2012 年 46 卷 3 號 p.188-196
⑯ 大戶信明等人、Aroma Research 2015 年 15 卷 2 號、144-145

其他參考資料

《アンチエイジング医療のすべてがわかる本》（及川忠著、森吉臣監修，秀和系統）

《血管力革命　健康寿命を延ばす46の知恵》（伊賀瀨道也著，冬樹舍）

《マイナス水素イオンで細胞がよみがえる。》（市藤勇著、森吉臣監修，教育評論社）

《よくわかる専門基礎講座　栄養学》（津田とみ著，金原出版股份有限公司）

《佐々木敏の栄養データはこう読む！》（佐佐木敏著，女性營養大學出版部）

《読むオイル事典─ココナッツオイルからエゴマオイルまで！自分に合ったオイルが必ず見つかる、選べる》（YUKIE著，主婦之友社）

《よく食べてよく眠るダイエット》（則岡孝子著，小學館）

《腹筋を美しく見せる！　女子の体幹トレーニング》（MAYUMI監修，成美堂出版）

《いい緊張は能力を倍にする》（樺澤紫苑著，文響社）

《心と身体が生まれ変わる　男のヨガ》（淺野佑介著，Natsume出版）

《シナモンメソッド》（高倉伸幸監修、角川出版集團）

《スパイス＆ハーブ事典》（金丸繪里加著，S&B食品公司、榊田千佳子監修，學研出版社）

《驚人的血管彈力操（全新封面版）：每天10分鐘，血管變年輕！三高、慢性病、癌症自然遠離你》（妹尾左知丸著，大樹林）

《ハーブティー事典108種の効能から味・香り、利用法まで解説！》（佐佐木薰著，池田書店）

《ようこそ、うこぎワールドへ。》（うこぎの町米沢かき根の会）
http://www.mindp.co.jp/ukogi/

國家圖書館出版品預行編目資料

別讓幽靈血管找上你：33招血管修復術,遠離老化、糖尿病、失智症 / 高倉伸幸作；楊毓瑩譯. -- 初版. -- 新北市：世茂出版有限公司, 2021.07
面；　公分. -- (生活健康；B491)
譯自：ゴースト血管をつくらない33のメソッド
ISBN 978-986-5408-55-8 (平裝)

1. 健康法　2. 保健常識

411.1　　110005184

生活健康B491

別讓幽靈血管找上你：33招血管修復術，遠離老化、糖尿病、失智症

作　　者 / 高倉伸幸
譯　　者 / 楊毓瑩
主　　編 / 楊鈺儀
封面設計 / 林芷伊
出 版 者 / 世茂出版有限公司
負 責 人 / 簡泰雄
地　　址 / (231)新北市新店區民生路19號5樓
電　　話 / (02)2218-3277
傳　　真 / (02)2218-3239（訂書專線）
劃撥帳號 / 19911841
戶　　名 / 世茂出版有限公司
單次郵購總金額未滿500元（含），請加60元掛號費
酷 書 網 / www.coolbooks.com.tw
排版製版 / 辰皓國際出版製作有限公司
印　　刷 / 傳興彩色印刷有限公司
初版一刷 / 2021年7月
二刷 / 2021年11月

ＩＳＢＮ / 978-986-5408-55-8
定　　價 / 320元

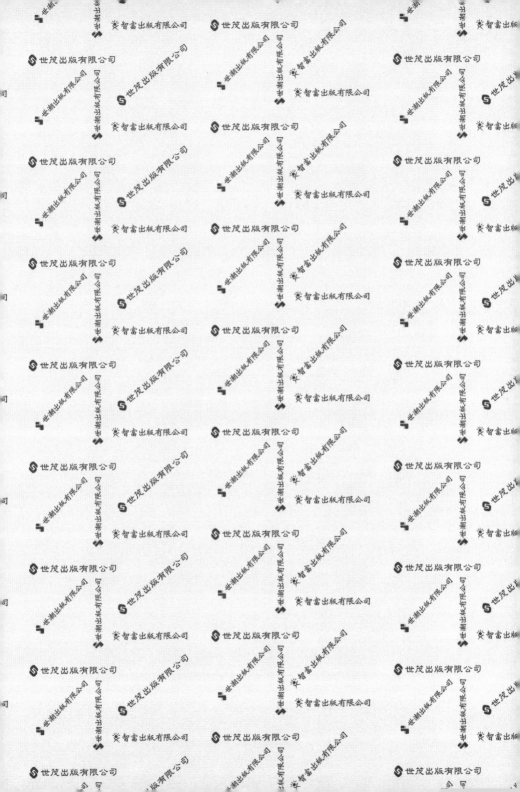